供口腔医学专业使用

口腔颌面外科学学习与实训指导

主　编　刘俊红

副主编　王宁宁　张圣敏　周　静

编　者（以姓氏笔画为序）

王宁宁　沧州医学高等专科学校
刘俊红　沧州医学高等专科学校
张圣敏　沧州医学高等专科学校
周　静　沧州医学高等专科学校
辛世鹏　沧州市口腔医院
王　新　沧州医学高等专科学校

人民卫生出版社

图书在版编目(CIP)数据

口腔颌面外科学学习与实训指导/刘俊红主编.—北京:人民卫生出版社,2017

ISBN 978-7-117-24543-2

Ⅰ.①口… Ⅱ.①刘… Ⅲ.①口腔颌面部疾病-口腔外科学-医学院校-教学参考资料 Ⅳ.①R782

中国版本图书馆 CIP 数据核字(2017)第 110444 号

| 人卫智网 | www.ipmph.com | 医学教育、学术、考试、健康, 购书智慧智能综合服务平台 |
| 人卫官网 | www.pmph.com | 人卫官方资讯发布平台 |

口腔颌面外科学学习与实训指导

主　　编:刘俊红
出版发行:人民卫生出版社(中继线 010-59780011)
地　　址:北京市朝阳区潘家园南里 19 号
邮　　编:100021
E - mail:pmph @ pmph.com
购书热线:010-59787592　010-59787584　010-65264830
印　　刷:北京市艺辉印刷有限公司
经　　销:新华书店
开　　本:787×1092　1/16　印张:9
字　　数:225 千字
版　　次:2017 年 6 月第 1 版　2023 年 8 月第 1 版第 3 次印刷
标准书号:ISBN 978-7-117-24543-2/R·24544
定　　价:23.00 元

打击盗版举报电话:010-59787491　E-mail:WQ @ pmph.com
(凡属印装质量问题请与本社市场营销中心联系退换)

前　言

　　本教材是依据口腔医学专业《口腔颌面外科学》课程教学及口腔外科岗位学生的需要，按照教学改革的要求编制而成的配套教学辅导用书。

　　本教材主要内容包括学习指导、实训指导和自测题与参考答案共三部分，各部分在内容编排上与课程内容一致，教学过程同步，便于学生进行课前预习、课后复习及自我检测学习效果。学习指导部分依据课程设计，按照学习项目编排学习指导内容，对本课程所使用的教材内容进行了整合、序化、精简与补充，同时在每个学习项目下均设有知识目标与知识要点；实训指导部分根据本课程的教学设计及口腔外科岗位的需要，编写了针对性和实用性较强的实训项目，侧重于培养学生与就业岗位接轨的实践能力；自测题与参考答案部分是教师根据教学内容和历年口腔执业（助理）医师考试内容编制而成的习题集，便于学生自我学习与测试，有利于学生顺利通过执业（助理）医师考试。

　　本教材是由具有多年教学经验和写作能力的专业教师编写，供高中起点三年制口腔医学专业学生使用。本教材在编写过程中，参考了大量相关文献，在此向各位作者表示诚挚的感谢，同时向对本书给予大力支持的有关领导和老师表示衷心的感谢！

　　由于编者水平有限，为了提高本书的质量，以供再版时修改，因而诚恳地希望各位读者、专家提出宝贵意见。

刘俊红

2017 年 3 月

➡ 目 录

第一篇 口腔颌面外科学学习指导

第二篇　口腔颌面外科实训指导

第一篇　口腔颌面外科学学习指导

> ## 第一单元

绪　论

一、教学目标

1. 掌握口腔颌面外科学的定义及内容。
2. 熟悉口腔颌面外科学与相关学科的关系和学习方法。
3. 了解口腔颌面外科学的起源和发展动态。

二、知识要点

1. **口腔颌面外科学的定义及内容**　口腔颌面外科学是一门以研究口腔器官(牙、牙槽骨、唇、颊、舌、腭、咽等)、面部软组织、颌面诸骨(上颌骨、下颌骨、颧骨等)、颞下颌关节、唾液腺以及颈部某些疾病的防治为主要内容的科学,是临床医学的一个重要分支和口腔科学的重要组成部分。口腔颌面外科的学科领域包含口腔颌面部麻醉、牙及牙槽外科、口腔颌面部感染、口腔颌面部损伤、口腔颌面部肿瘤、涎腺疾病、颞下颌关节疾病、颌面部神经疾病和颌面部整形外科。

2. **口腔颌面外科的起源与发展**　美国人 Horac Wlles 最先使用了一氧化二氮麻醉进行拔牙术。"口腔外科"(oral surgery)一词由美国人 James Edmund Garretson 所命名。20 世纪初出现了颌面外科(maxillofacial surgery)的概念。20 世纪 50 年代初,我国先后在四川、北京、上海等地有关医学院校成立了口腔医学系,并在临床口腔医学中正式建立了口腔颌面外科学专业。进入 21 世纪以来,从临床诊治来看,我国口腔颌面外科的水平在许多方面已步入世界领先行列。在我国独特的传统医学——中医学的结合及参与下,"中国式的口腔颌面外科学"已经得到了国际上的认可。

3. **口腔颌面外科学与相关学科的关系和学习方法**　口腔颌面外科学与普通外科学、整形外科学、骨外科学、内科学等有共同特点与关联,同时又与口腔内科学、口腔正畸学、口腔修复学等学科密不可分。在学习过程中,处理好局部与整体的关系,必须从医学的整体概念出发来认识口腔颌面外科学在医学中的地位;处理好理论与实践的关系,必须将口腔医学基础理论与口腔颌面外科学临床实践紧密结合起来。

第一单元　绪论自测题

(一)名词解释(每小题 10 分)

口腔颌面外科学

(二)填空题(每空 2 分,共 10 分)

口腔颌面外科学作为口腔医学的一部分,与(　　)、(　　)、(　　)等有着密切的、不可分割的关系,口腔颌面感染性疾病大多数涉及(　　)、(　　)的防治问题。

(三)思考题(每小题 40 分,共 80 分)

1. 从事口腔颌面外科为什么需要许多学科的复合式知识?

2. 如何理解口腔颌面外科理论和实践的关系?

参 考 答 案

(一)名词解释

口腔颌面外科学是一门以研究口腔器官、面部软组织、颌面诸骨、颞下颌关节、唾液腺以及颈部某些疾病防治为主要内容的学科。

(二)填空题

口腔内科学、口腔修复学、口腔正畸学;龋病、牙周病

(三)思考题

1. 从事口腔颌面外科为什么需要许多学科的复合式知识?

答:口腔颌面外科学作为口腔医学的一部分,与口腔内科学、口腔修复学、口腔正畸学等有着密切的、不可分割的关系,口腔颌面感染性疾病绝大多数涉及龋病、牙周病的防治问题;某些口腔黏膜病常常可能是全身疾病的局部表现或属口腔癌的癌前病损;现代颌面外科在处理唇腭裂以及某些颌骨畸形病例手术前后的正畸治疗,常常是不可缺少的环节;而肿瘤手术后遗留的巨大缺损的整复,对部分病例而言则非颌面修复技术莫属。

2. 如何理解口腔颌面外科理论和实践的关系?

答:学习口腔颌面外科必须具备扎实的口腔解剖生理学、口腔生物学、口腔组织病理学、口腔临床药物学和口腔颌面医学影像诊断学等口腔医学理论知识,只有这样才能在学习、工作和科研中做到理论联系实际;必须全面学习和掌握口腔临床各专科知识,处理好分科与协作的关系,在学好口腔颌面外科学的同时,也一定要掌握牙体牙髓病学、牙周病学、口腔修复学以及口腔正畸学的基本知识。

第二单元

口腔颌面外科基本知识与基本操作

第一节　口腔颌面外科临床检查

一、教学目标

1. 掌握口腔颌面外科一般检查的方法，并灵活运用。
2. 熟悉与患者沟通的技巧。
3. 了解口腔颌面外科常用的辅助检查方法。

二、知识要点

1. 一般检查。
(1)口腔检查：口腔前庭、牙及咬合、固有口腔的检查。
(2)颌面部检查：表情、意识神态、外形、色泽、面部器官、病变部位和性质、听诊和语音的检查。
(3)颈部检查：颈部病变、淋巴结的检查。
(4)颞下颌关节检查：外形与关节活动度、下颌运动、𬌗关系的检查。
(5)涎腺检查：一般检查、分泌功能检查。
2. 辅助检查。
(1)化验检查。
(2)穿刺检查。
(3)活体组织检查。
(4)X线检查。

第二节　病历书写

一、教学目标

1. 学会口腔颌面外科门诊病史的书写要求并在实践中运用。
2. 了解口腔颌面外科住院病史的书写要求。

二、知识要点

1. 门诊病史。

（1）初诊记录：①主诉：简单记述患者就诊时诉说的主要症状、患病的部位及发病时间。②病史：以现病史为主。③检查：以口腔颌面部检查为主。④诊断：根据病史和检查结果进行综合分析得出诊断结果。⑤处理及建议：对主诉疾病的治疗及建议。⑥医生签名。

（2）复诊记录：初诊以后的病历记录。

2. 住院病史的书写要求。

（1）住院病历。

（2）病程记录。

第三节 口腔颌面外科消毒与灭菌

一、教学目标

1. 掌握常用消毒与灭菌的方法并能够正确运用。
2. 熟悉常用消毒与灭菌的种类。

二、知识要点

1. 手术器械、敷料的消毒方法。
2. 手术者的消毒。
3. 手术区的消毒与无菌巾的铺置。
4. 常用消毒与灭菌的种类。

第四节 口腔颌面外科手术基本操作

一、教学目标

1. 学会口腔颌面外科手术常用的基本操作方法。
2. 了解口腔颌面外科手术特殊的操作方法。

二、知识要点

1. 显露：切口设计、切开。
2. 止血：钳夹、结扎法、压迫止血法、药物止血法。
3. 解剖分离：锐性分离、钝性分离。
4. 打结：单手打结、持针钳打结。
5. 缝合：单纯缝合、连续缝合、褥式缝合、皮内缝合。
6. 引流：片状引流、纱布引流、管状引流、负压引流。
7. 换药：基本原则及注意事项。

第五节 各类创口的处理

一、教学目标

1. 学会对创口进行正确分类。
2. 熟悉各类创口的处理原则、换药的基本原则及注意事项。

二、知识要点

1. 创口的分类。
2. 各类创口的处理原则。
3. 创口的愈合机制。
4. 创口的包扎方法。

（刘俊红　张圣敏）

第二单元 口腔颌面外科基本知识与基本操作自测题

(一)名词解释(每小题 4 分,共 20 分)

1. 无菌创口
2. 污染创口
3. 感染创口
4. 外科引流
5. 干热灭菌法

(二)填空题(每空 1 分,共 15 分)

1. 手术创口的愈合分_____、_____。
2. 使用碘酊消毒时面颈部浓度为_____,口内浓度为_____,头皮消毒的浓度为_____,面颈部使用后还要用_____脱碘。
3. 2%碱性戊二醛浸泡器械_____可杀灭细菌;_____可杀灭真菌、结核杆菌;杀灭乙型肝炎病毒需_____;杀灭芽胞需_____。
4. 外科手术解剖分离包括_____和_____。
5. 初诊病历中主诉包括患病的_____、_____、_____三个主要方面。

(三)是非判断题(每题 2 分,共 8 分,对者划√,错者划×)

1. 煮沸灭菌法消毒时间应自器械入水开始计时,沸腾后即可。
2. 牙用手机机头不能用于高压蒸汽消毒,只能用甲醛蒸汽消毒。
3. 换药时,应先感染创口,后无菌创口,再污染创口。
4. 一期愈合的创口指的是在 7～10 天内临床创口全部愈合者。

(四)选择题(共 45 分)

[A₁ 型题](1～24 题,每题 1 分,共 24 分):每一道题下面有 **A**、**B**、**C**、**D**、**E** 五个备选答案,从中选择一个最佳答案,填入答题卡。

1. 随着口腔医学防治水平和人民生活水平的提高,以下哪一类口腔疾病正在逐年减少

A. 恶性肿瘤 　　　　　　　　　　B. 感染性疾病

C. 软硬组织创伤 　　　　　　　　D. 颞下颌关节疾病

E. 先天及发育性畸形

2. 欲使用 2% 碱性戊二醛杀灭手术器械上的乙型肝炎病毒,则至少应浸泡多长时间

A. 20min 以上 　　　　B. 15min 　　　　　　C. 10min

D. 2min 　　　　　　　E. 1min

3. 关于碘伏,以下哪种说法是错误的

A. 是碘与表面活性剂的不定型结合物

B. 可配成水或乙醇溶液使用,该乙醇溶液杀菌作用更强

C. 可杀灭各种细菌繁殖体

D. 对细菌杀灭作用较强,对芽胞、真菌和病毒杀灭作用较差

E. 器械消毒应以 1～2mg/ml 有效碘浓度浸泡 1～2h

4. 临床上中度张口受限是指上下切牙切缘间距在

A. 1cm 以内(不到一横指) 　　　　B. 1～2cm(约一横指)

C. 2～3cm(约二横指) 　　　　　　D. 3～4cm(约三横指)

E. 4cm 以上(三横指以上)

5. 关于煮沸消毒法,以下哪种说法是错误的

A. 用于耐热,耐温物品

B. 可使刀刃锋利性受损

C. 消毒时间自浸入计算,一般 5～20min

D. 煮沸时间应为 30min

E. 加入 2% 碳酸氢钠,可缩短消毒时间

6. 关于手术者的消毒,以下哪种说法是错误的

A. 应更换手术者的衣裤、鞋、帽、口罩

B. 由于口腔颌面手术多为污染手术,故消毒要求较普通外科手术适当放宽

C. 手术者消毒的方法和原则与外科完全相同

D. 灭菌王既可用于术者消毒,也可用于术野皮肤和器械消毒

E. 在门诊行及牙槽手术时,也应洗手或配戴手套,以防感染和交叉感染

7. 关于手术区的术前准备,以下哪种说法是不正确的

A. 患者在术前应行理发、沐浴和备皮

B. 与口腔相通的大手术,特别是需植骨、植皮者,应作牙周洁治,龋齿充填等

C. 术前应使用 1：5000 高锰酸钾或 1：1000 洗必泰液含漱

D. 取皮和取骨区应在术前日彻底清洁备皮,以碘酒、酒精消毒后用无菌敷料包扎

E. 若具有强有效的消毒条件或整容手术时可免去剃发

8. 碘酊作为口腔内消毒剂的浓度应是

A. 2.5% 　　　　　　　B. 2% 　　　　　　　　C. 1.5%

D. 1% 　　　　　　　　E. 0.5%

9. 碘酊作为头皮消毒剂的浓度应是

A. 5% 　　　　　　　　B. 3% 　　　　　　　　C. 2.5%

D. 2% 　　　　　　　　E. 1%

10. 碘伏皮肤消毒浓度为

    A. 0.1%   B. 0.2%   C. 0.3%

    D. 0.5%   E. 1%

11. 关于手术区的消毒和铺巾,以下哪种说法是不正确的

    A. 消毒应从中心开始,逐步向四周环形涂布,感染创口相反

    B. 与口腔相通的手术及多个术区手术可一并消毒

    C. 孔巾铺置法适用于门诊小手术

    D. 三角形铺巾法适用于口腔、鼻、唇及颊部手术

    E. 四边形铺巾法适用于腮腺区、颌下区、面部及涉及多部位的大型手术

12. 关于手术切口,以下哪项是错误的

    A. 切口尽量与术区内重要的解剖结构相平行

    B. 切口尽量与皮纹方向相一致

    C. 为获得最小、最轻微的瘢痕,手术切口的形状最好是直线形

    D. 手术切口应留有余地,以保留延长切口的可能性

    E. 活检手术切口力求与再次手术切口相一致

13. 口腔颌面外科手术止血方法中,最基本、最常用的方法是

    A. 压迫止血   B. 阻断止血   C. 热凝止血

    D. 降压止血   E. 钳夹止血

14. 口腔颌面外科手术中表浅出血点使用钳夹止血后,进一步处理最常用的方法是

    A. 钳夹一段时间后,放开止血钳即可

    B. 继续使用丝线结扎

    C. 配合电凝止血

    D. 贯穿缝扎

    E. "8"字缝扎

15. 一般整复手术缝合时,边距的正确要求范围是

    A. 1～2mm   B. 2～3mm   C. 3～4mm

    D. 4～5mm   E. 5～6mm

16. 选择纵式或横式外翻缝合的根据是

    A. 术者的习惯

    B. 创口区域皮纹方向

    C. 创缘血供方向

    D. 创口周围是否存在重要的解剖结构

    E. 创口内翻倾向的严重程度

17. 颌面及颈部较大创口和脓腔的引流常用

    A. "烟卷"引流   B. 片状引流

    C. 纱条引流   D. 管状引流

    E. 负压引流

18. 脓肿或死腔的引流物的去除应根据

    A. 放置 24～48h 后   B. 脓液及渗出液完全消除

    C. 24h 内引流量未超过 20～30ml   D. 引流物放置的深浅

　　　　E. 引流物为异物,应尽早拔除

19. 下列说法临床上哪一项不属于换药的适应证

　　　　A. 去除引流物,疑有血肿形成或感染

　　　　B. 创口渗透血较多,或者大量分泌物溢出

　　　　C. 手术后至拆线前常规进行的步骤

　　　　D. 敷料松脱或过紧,伤口剧痛

　　　　E. 观察创口或皮瓣情况

20. 换药的目的是

　　　　A. 保持敷料的清洁美观　　　　　　　　B. 安慰患者,增强康复信心

　　　　C. 作为手术或治疗后的常规步骤　　　　D. 减轻感染创口内的分泌物

　　　　E. 保证和促进创口的正常愈合

21. 关于绷带包扎的注意事项,哪一项是不正确的

　　　　A. 包扎颌下区及颈部时,应注意保持呼吸道畅通

　　　　B. 所施压力适度,防止组织受压发生坏死

　　　　C. 腮腺区包扎不应有压力,以免发生面神经损伤

　　　　D. 脓肿切开引流后,首先应加压包扎

　　　　E. 骨折复位后,包扎时应注意防止错位

22. 颌面部绷带类型最常使用的是

　　　　A. 石膏绷带　　　　　　　　　　　　　B. 卷带

　　　　C. 弹力绷带　　　　　　　　　　　　　D. 四头带

　　　　E. 三角巾

23. 关于药物止血法,以下哪种说法是正确的

　　　　A. 组织渗血　　　　　　　　　　　　　B. 小静脉出血

　　　　C. 小动脉出血　　　　　　　　　　　　D. 知名动静脉出血

　　　　E. 可全身及局部应用

24. 颌面部伤口换药注意事项中哪项是错误的

　　　　A. 动作应轻巧、细致,切忌粗暴

　　　　B. 暴露创面不可用带刺激性的药物

　　　　C. 换药次序应为先换感染创口,再换污染创口,最后换无菌创口

　　　　D. 每换一人后都必须重新洗手,以防交叉感染

　　　　E. 无菌创口换药消毒时自创口内侧向外擦拭

[**A₂ 型题**](25～27 题,每题 1 分,共 3 分):**每一道试题以一个病例出现,其下面均有 A、B、C、D、E 五个备选答案,从中选择一个最佳答案,填入答题卡。**

25. 一位左侧颞下间隙脓肿引发多间隙感染的患者,已行经颈部及颌下区切口的上、下贯通式切开引流术,流出大量脓性分泌物。此时,应选择的引流是

　　　　A. 片状引流　　　　　　　　　　　　　B. 细纱条引流

　　　　C. 管状引流　　　　　　　　　　　　　D. 负压引流

　　　　E. 碘仿纱条引流

26. 一患者行右侧腮腺浅叶和肿物切除及面神经解剖术,术中结扎腮腺导管且术后未使用负压引流装置,应选择的绷带包扎方法

A. 四头带   B. 单眼交叉绷带

C. 三角巾   D. 交叉十字绷带

E. 弹性绷带

27. 一患者行下颌前部根尖下囊肿刮治术后,应该采用的绷带包扎方法是

A. 四头带   B. 单眼交叉绷带

C. 三角巾   D. 交叉十字绷带

E. 弹性绷带

[B型题](28~45题,每题1分,共18分):每一道题有A、B、C、D、E五个备选答案,然后提出2~3个问题,共用这5个备选答案,答题时需要为每个题选择一个最合适的选项作为正确答案,填入答题卡。每个备选答案可以选择1次,1次以上或1次也不选。

(28~33题共用备选答案)

A. 现病史   B. 既往史   C. 个人史

D. 月经及婚育史   E. 家族史

28. 预防接种史及具体日期记入

29. 全身健康情况,如有无高血压、肺结核等情况记入

30. 主诉疾病发生的诱因和发病情况记入

31. 生活起居、生活条件和生活水平记入

32. 主诉疾病治疗史、方式及效果记入

33. 药物不良反应及过敏史记入

(34~40题共用备选答案)

A. 无菌创口   B. 延期愈合创口

C. 感染创口   D. Ⅰ期愈合创口

E. 污染创口

34. 未经细菌侵入的创口属于

35. 早期灼伤和某些化学性损伤已及时处理属于

36. 虽有细菌侵入,但未引起化脓性炎症者属于

37. 与口鼻腔相通或在口腔内进行手术属于

38. 细菌已侵入、繁殖并引起急性炎症、坏死、化脓属于

39. 拔牙创口的愈合属于

40. 无菌创口7天愈合属于

(41~45题共用备选答案)

A. 片状引流   B. 油纱条引流

C. 管状引流   D. 负压引流

E. 碘仿纱条引流

41. 口外创口小量渗出应用

42. 拔牙创重度和混合性感染应用

43. 颌面部多个间隙感染的引流治疗应用

44. 封闭式引流应用

45. 面颈部大手术后的引流应用

(五) 简答题(共12分)

1. 缝合的基本要求是什么?(8分)

2. 引流方法有几种?(4分)

参 考 答 案

(一) 名词解释

1. 无菌创口:指未经细菌侵入的创口,多见于外科无菌切口,早期灼伤和某些化学性损伤已经及时处理者,也可认为是无菌创口。

2. 污染创口:指有细菌侵入,但未引起化脓性感染的创口。

3. 感染创口:凡细菌已经侵入、繁殖并引起炎症、坏死、化脓或在此情况下进行的手术均为感染创口。

4. 外科引流:指将渗出液、坏死组织或其他异常增生的液体通过引流管或引流条导出体外的过程。

5. 干热灭菌法:利用电热或红外线烤箱高热烘烤进行灭菌。适用于玻璃、陶瓷等器具以及不宜用高压蒸汽灭菌的吸收性明胶海绵、凡士林、油脂、液态石蜡和各种粉剂。

(二) 填空题

1. 一期愈合,二期愈合

2. 2%,1%,3%,75%酒精

3. 2min,10min,15~30min,4~12h

4. 钝性分离,锐性分离

5. 主要症状,发病时间,部位

(三) 是非判断题

1. ×　　2. ×　　3. ×　　4. √

(四) 选择题

1. B	2. B	3. D	4. B	5. C	6. B	7. E	8. D	9. B	10. D
11. B	12. C	13. E	14. A	15. B	16. C	17. D	18. B	19. C	20. E
21. C	22. D	23. E	24. C	25. C	26. D	27. A	28. B	29. B	30. A
31. C	32. A	33. B	34. A	35. A	36. E	37. E	38. C	39. B	40. D
41. A	42. E	43. C	44. D	45. D					

(五) 简答题

1. 缝合的基本要求是什么?

答:(1)切口两侧组织要正确对位,接触良好,要分层进行缝合,避免留有死腔。

(2)应在无张力或最小张力下进行缝合,以免术后创口裂开或愈合后瘢痕过粗。

(3)缝合的顺序是先游离侧,后固定侧,反之易撕裂组织。

(4)缝合面颈部皮肤时,缝合应包括皮肤全层,垂直皮肤进针,并使皮肤两侧进出针间距等于或略小于皮下间距,防止创缘内卷及过度外翻。

(5)皮肤缝合进针点离创缘的距离和缝合间隔密度应以保持创缘接触贴合面无裂隙为原则,具体要求因手术性质和部位而有所不同。

(6)缝合的组织之间不能夹有其他组织,以免影响愈合。

　　(7)缝合后打结的松紧要适度,过紧会压迫创缘,影响血供,导致边缘坏死和遗留缝线压迹,还可造成组织撕裂。

　　(8)在功能部位要避免过长的直线缝合,否则愈后瘢痕直线收缩,导致正常解剖结构移位。

　　2. 引流方法有几种?

　　答:①片状引流。②纱条引流。③管状引流。④负压引流

(王宁宁　张圣敏)

第三单元

口腔颌面外科局部麻醉与拔牙

第一节 采集拔牙患者的病史

一、教学目标

1. 询问拔牙患者病史,寻问拔牙适应证或禁忌证。
2. 加强与患者的沟通与交流能力。

二、知识要点

1. 拔牙的适应证:牙体病、根尖周病、牙周病、牙折、阻生牙、额外牙、滞留乳牙、治疗需要、骨折累积牙等。
2. 拔牙的禁忌证:血压>24/13.3kPa(180/100mmHg)心脏病、血液病、肝病、肾病、糖尿病、甲亢、急性炎症、口腔恶性肿瘤等。

第二节 上颌前牙的麻醉与拔除方法及步骤

一、教学目标

1. 理解表面麻醉、浸润麻醉、阻滞麻醉的概念。
2. 掌握拔除上颌前牙常用的局麻方法及操作步骤。
3. 能够正确识别与使用拔牙器械进行操作。
4. 掌握拔除上颌前牙的方法,按照正确步骤进行拔牙操作。
5. 了解常用局部麻醉剂普鲁卡因、利多卡因、地卡因等的临床药理特点,并能够正确选择。

二、知识要点

1. 常用局部麻醉剂普鲁卡因、利多卡因、地卡因等的临床药理特点。
2. 常用的表面麻醉、浸润麻醉和阻滞麻醉的概念。
3. 拔除上颌前牙常用的局麻方法及操作步骤。唇侧浸润麻醉,麻醉神经为上牙槽前神经;腭侧阻滞麻醉,麻醉神经为鼻腭神经(切牙孔注射法)。麻醉过程中应注意:患者体位、注射点、进针方向、深度、麻药用量、麻醉起效时间、维持时间。

4. 拔除上颌前牙常用拔牙器械的识别与使用方法。

5. 拔除上颌前牙的方法及步骤。

第三节　上颌前磨牙的麻醉与拔除方法及步骤

一、教学目标

1. 掌握拔除上颌前磨牙常用的局麻方法及操作步骤。

2. 能够正确识别与使用拔牙器械进行操作。

3. 掌握拔除上颌前磨牙的方法及步骤。

4. 熟悉上颌前磨牙牙冠及牙根的解剖形态。

二、知识要点

1. 上颌前磨牙牙冠及牙根的解剖形态。

2. 拔除上颌前磨牙常用的局麻方法及操作步骤。颊侧浸润麻醉,麻醉神经为上牙槽中神经;腭侧阻滞麻醉,麻醉神经为腭前神经(腭大孔注射法)。麻醉过程中应注意:患者体位、注射点、进针方向角度、进针深度、麻药用量、麻醉起效及维持时间。

3. 拔除上颌前磨牙常用拔牙器械的识别与使用方法。

4. 拔除上颌前磨牙的方法及步骤。

第四节　上颌磨牙的麻醉与拔除方法及步骤

一、教学目标

1. 掌握拔除上颌磨牙常用的局麻方法及操作步骤。

2. 能够正确识别与使用拔牙器械进行操作。

3. 掌握拔除上颌磨牙的方法及步骤。

4. 熟悉上颌磨牙牙冠及牙根的解剖形态。

二、知识要点

1. 上颌磨牙牙冠及牙根的解剖形态。

2. 拔除上颌磨牙常用的局麻方法及操作步骤。颊侧阻滞麻醉,麻醉神经为上牙槽后神经(上颌结节注射法);腭侧阻滞麻醉,麻醉神经为腭前神经(腭大孔注射法)。麻醉过程中应注意:患者体位、注射点、进针方向、深度、麻药用量、麻醉起效时间、维持时间。

3. 拔除上颌磨牙常用拔牙器械的识别与使用方法。

4. 拔除上颌磨牙的方法及步骤。

第五节　下颌前牙的麻醉与拔除方法及步骤

一、教学目标

1. 掌握拔除下颌前牙常用的局麻方法及操作步骤。

2. 能够正确识别与使用拔牙器械进行操作。

3. 掌握拔除下颌前牙的方法及步骤。

4. 熟悉下颌前牙牙冠及牙根的解剖形态。

二、知识要点

1. 下颌前牙牙冠及牙根的解剖形态。

2. 拔除下颌前牙常用的局麻方法及操作步骤。牙及下颌骨阻滞麻醉为下牙槽神经(下颌孔注射法);唇侧阻滞麻醉,麻醉神经为颏神经;舌侧阻滞麻醉,麻醉神经为舌神经。麻醉过程中应注意:患者体位、注射点、进针方向、进针深度、麻药用量、麻醉起效时间、维持时间。

3. 拔除下颌前牙常用拔牙器械的识别与使用方法。

4. 拔除下颌前牙的方法及步骤。

第六节 下颌前磨牙的麻醉与拔牙方法及步骤

一、教学目标

1. 掌握拔除下颌前磨牙常用的局麻方法及操作步骤。

2. 能够正确识别与使用拔牙器械进行操作。

3. 掌握拔除下颌前磨牙的方法及步骤。

4. 熟悉下颌前磨牙牙冠及牙根的解剖形态。

二、知识要点

1. 下颌前磨牙牙冠及牙根的解剖形态。

2. 拔除下颌前磨牙常用的局麻方法及操作步骤。牙及下颌骨阻滞麻醉,麻醉神经为下牙槽神经(下颌孔注射法);颊侧阻滞麻醉,麻醉神经为颊神经;舌侧阻滞麻醉,麻醉神经为舌神经。麻醉过程中应注意:患者体位、注射点、进针方向、角度、深度、麻药用量、麻醉起效时间、维持时间。

3. 拔除下颌前磨牙常用拔牙器械的识别与使用方法。

4. 拔除下颌前磨牙的方法及步骤。

第七节 下颌磨牙的麻醉与拔除方法及步骤

一、教学目标

1. 掌握拔除下颌磨牙常用的局麻方法及操作步骤。

2. 能够正确识别与使用拔除下颌磨牙的器械进行操作。

3. 掌握拔除下颌磨牙的方法及步骤。

4. 熟悉下颌磨牙牙冠及牙根的解剖形态。

二、知识要点

1. 下颌磨牙牙冠及牙根的解剖形态。

2. 拔除下颌磨牙常用的局麻方法及操作步骤。牙及下颌骨阻滞麻醉,麻醉神经为下牙槽神经(下颌孔注射法);颊侧阻滞麻醉,麻醉神经为颊神经;舌侧阻滞麻醉,麻醉神经为舌神经;麻醉过程中应注意:患者体位、注射点、进针方向、角度、深度、麻药用量、麻醉起效时间、维持时间。

3. 拔除下颌磨牙常用拔牙器械的识别与使用方法。

4. 拔除下颌磨牙的方法及步骤。

第八节　下颌智齿的麻醉与拔除方法及步骤

一、教学目标

1. 掌握拔除下颌智齿常用的局麻方法及操作步骤。
2. 掌握下颌阻生第三磨牙的临床分类。
3. 掌握下颌阻生第三磨牙手术适应证。
4. 熟悉下颌阻生第三磨牙的阻力分析。
5. 能够正确识别与使用拔除下颌智齿的器械进行操作。
6. 了解拔除下颌智齿的方法及步骤。

二、知识要点

1. 下颌阻生第三磨牙的临床分类。
2. 下颌阻生第三磨牙手术适应证。
3. 下颌阻生第三磨牙的阻力分析。
4. 拔除下颌智齿常用的局麻方法及操作步骤。
5. 拔除下颌智齿常用的拔牙器械的识别与使用方法。
6. 拔除下颌智齿的方法及步骤。

第九节　牙根拔除术

一、教学目标

1. 理解残根和断根的定义。
2. 能够正确识别与使用拔除残根或断根常用器械进行操作。
3. 熟悉拔除残根或断根的方法。
4. 了解残根或断根的形成原因。

二、知识要点

1. 残根和断根的定义。
2. 残根或断根的形成原因。
3. 拔除残根或断根常用器械的使用方法。
4. 拔除残根或断根的方法。

第十节　各类拔牙创口的愈合

一、教学目标

1. 掌握一般拔牙创口的愈合过程。
2. 熟悉特殊类拔牙创口的愈合过程。

二、知识要点

1. 一般拔牙创口的愈合过程。
2. 特殊类拔牙创口的愈合过程。

第十一节　牙槽外科手术的应用

一、教学目标

1. 掌握牙槽外科手术的适应证。
2. 熟悉不同类型的牙槽外科手术方法。

二、知识要点

1. 牙槽外科手术的适应证。
2. 义齿修复前手术。
3. 唇舌系带畸形的矫正术。

第十二节　麻醉与拔牙并发症的处理方法

一、教学目标

1. 掌握常见局麻并发症的类型。
2. 掌握常见拔牙术中与术后并发症的类型。
3. 熟悉局麻常见并发症的防治方法。
4. 熟悉拔牙术中、术后常见并发症的防治方法。
5. 了解局麻常见并发症的原因、临床表现及诊断。
6. 了解拔牙术中、术后常见并发症的原因、临床表现及诊断。

二、知识要点

1. 常见局麻并发症的类型。
2. 局麻常见并发症的原因、临床表现及诊断。
3. 局麻常见并发症的防治方法。
4. 常见拔牙术中与术后并发症的类型。

5. 拔牙术中、术后常见并发症的原因、临床表现及诊断。

6. 拔牙术中、术后常见并发症的防治方法。

（张圣敏　刘俊红）

第三单元　口腔颌面外科局部麻醉与拔牙自测题

一、口腔颌面外科局部麻醉自测题

(一) 名词解释（每小题 2 分，共 10 分）

1. 局部麻醉

2. 浸润麻醉

3. 阻滞麻醉

4. 晕厥

5. 麻药中毒

(二) 填空题（每空 1 分，共 15 分）

1. 口腔颌面外科常用的麻醉药分为＿＿＿＿和＿＿＿＿两种。

2. 在牙及牙槽外科手术中，一般都在＿＿＿＿或＿＿＿＿应用浸润麻醉，因为这些部位的牙槽骨质比较＿＿＿＿，并且疏松多孔，局麻药液容易渗透入众多小孔，进入颌骨，麻醉牙神经丛。

3. 行腭大孔注射时，注射麻药不可＿＿＿＿，注射点不可＿＿＿＿，以免同时麻醉＿＿＿＿、＿＿＿＿神经，引起软腭、腭垂麻痹不适而致恶心或呕吐。

4. 上牙槽后神经阻滞麻醉，针尖不宜刺入过深、过上，以免刺破＿＿＿＿，引起＿＿＿＿。

5. 腭前孔的解剖位置在＿＿＿＿与＿＿＿＿的交点上。表面有梭形的＿＿＿＿覆盖。前牙缺失者，以＿＿＿＿为准，越过牙槽突往后 0.5cm 即是。

(三) 是非判断题（每小题 1 分，共 5 分，对者划√，错者划×）

1. 拔出上颌第一磨牙需麻醉上牙槽后神经、上牙槽中神经和上牙槽前神经。

2. 口腔局麻并发感染，临床常见于翼下颌间隙。

3. 支配上颌第一磨牙近中颊根的神经是腭前神经。

4. 地卡因的毒性最强，因此不能用于浸润麻醉及阻滞麻醉。

5. 肾上腺素可减缓麻药的吸收，增强麻醉效果，因此无论什么情况下局麻时都要加肾上腺素。

(四) 选择题（每小题 1 分，共 50 分）

[**A**₁ **型题**]（1～27 题，每题 1 分，共 27 分）：每一道题下面有 **A、B、C、D、E** 五个备选答案，从中选择一个最佳答案，填入答题卡。

1. 地卡因的临床特点是

　　A. 麻醉作用较普鲁卡因弱　　　　　B. 主要用于阻滞麻醉

　　C. 毒性比普鲁卡因小　　　　　　　D. 主要用于浸润麻醉

　　E. 主要用于皮肤和黏膜的表面麻醉

2. 将局麻药物注射到牙根尖部位的骨膜浅面，这种麻醉方法是

　　A. 冷冻麻醉　　　　　B. 表面麻醉　　　　　C. 骨膜上浸润麻醉

　　　　D. 阻滞麻醉　　　　　　　　　　E. 牙周膜注射浸润麻醉

3. 临床上局麻时在麻药中加入肾上腺素的作用如下,以下哪项可以除外

　　A. 减少患者心悸现象　　　　　　　　B. 降低毒性反应

　　C. 减少术区出血,使术野清晰　　　　D. 延缓吸收,延长麻醉时间

　　E. 镇痛效果加强

4. 局麻时,如果麻醉药直接注入血管可引起

　　A. 药物过敏反应　　　　B. 晕厥　　　　　　　C. 血管扩张,伤口出血

　　D. 药物中毒　　　　　　E. 中枢神经麻醉

5. 牙列完整的患者经口内注射行上牙槽后神经阻滞麻醉进针点是

　　A. 上颌第一磨牙近中颊侧根部前庭沟

　　B. 上颌第一磨牙远中颊侧根部前庭沟

　　C. 上颌第二磨牙近中颊侧根部前庭沟

　　D. 上颌第二磨牙远中颊侧根部前庭沟

　　E. 上颌第二双尖牙颊侧根部前庭沟

6. 一侧舌神经阻滞麻醉后所麻醉的区域是

　　A. 同侧舌后 1/3　　　　B. 整个舌体　　　　　C. 同侧舌前 2/3

　　D. 对侧舌前 2/3　　　　E. 舌前 2/3

7. 从腭大孔穿出的神经是

　　A. 腭后神经　　　　　　B. 腭中神经　　　　　C. 腭前神经

　　D. 鼻腭神经　　　　　　E. 上牙槽后神经

8. 眶下神经阻滞麻醉时,进针方向是

　　A. 垂直向后　　　　　　B. 向后外　　　　　　C. 向后内

　　D. 向后上外　　　　　　E. 向后上内

9. 行上颌结节阻滞麻醉时,进针的方向是

　　A. 向后上内　　　　　　B. 向后上外　　　　　C. 向上后

　　D. 向后外　　　　　　　E. 向后内

10. 麻醉注射过程中为避免产生血肿,下列预防措施中哪项是错误的

　　A. 注射麻药时缓慢推注　　　　　　　B. 针头不应有倒钩

　　C. 深部注射时,避免进针过深　　　　D. 尽量使用低浓度的局麻药

　　E. 避免反复多方向穿刺

11. 两侧上颌尖牙之间的腭侧有下列哪两条神经吻合

　　A. 上牙槽神经与腭中神经　　　　　　B. 鼻腭神经与腭中神经

　　C. 腭前神经与腭后神经　　　　　　　D. 腭中神经与腭后神经

　　E. 腭前神经与鼻腭神经

12. 眶下孔的解剖位置在

　　A. 鼻翼外侧 1~1.5cm 处　　　　　　B. 眶下缘下 2cm 处

　　C. 口角上方 1~1.5cm 处　　　　　　D. 眶下缘中点下方 0.5~1cm 处

　　E. 上颌尖牙根尖上 1~1.5cm 处

13. 腭前神经阻滞麻醉时进针点在

　　A. 上颌第二磨牙颊侧前庭沟顶部　　　B. 上颌第一磨牙内侧 2cm

C. 中切牙之间腭侧缘 0.5cm 处　　　　　D. 龈缘至腭中线中 1/2 交界处

E. 上颌第三磨牙腭侧龈缘与腭中线连线弧面的中点

14. 局部麻醉时出现暂时性面瘫,多发生在

A. 腭前神经阻滞麻醉时　　　　　　　　B. 颌下神经阻滞麻醉时

C. 鼻腭神经阻滞麻醉时　　　　　　　　D. 下牙槽神经阻滞麻醉时

E. 局麻药中加入肾上腺素后

15. 局麻药液不得直接注入感染区的主要原因是

A. 麻醉效果差　　　　　　　　　　　　B. 注射区疼痛剧烈

C. 局部充血麻醉时间短　　　　　　　　D. 可导致炎症扩散

E. 需要大量药液注射,容易过量

16. 两侧下颌尖牙之间牙槽修整术一般宜用哪种麻醉

A. 局部浸润麻醉　　　　　　　　　　　B. 双侧下牙槽神经阻滞麻醉

C. 阻滞加舌侧浸润麻醉　　　　　　　　D. 阻滞加颊侧浸润麻醉

E. 阻滞加颊、舌侧浸润麻醉

17. 舌系带修整术一般情况下最好采用哪种麻醉

A. 局部浸润麻醉　　　　　　　　　　　B. 舌神经传导阻滞麻醉

C. 传导阻滞加浸润麻醉　　　　　　　　D. 氯胺酮

E. 氯胺酮加局麻

18. 拔除松动的乳牙时最好用

A. 浸润麻醉　　　　　　B. 阻滞麻醉　　　　　　C. 表面麻醉

D. 吸入麻醉　　　　　　E. 针刺麻醉

19. 出切牙孔的神经称为

A. 切牙神经　　　　　　B. 鼻腭神经　　　　　　C. 眶下神经

D. 腭前神经　　　　　　E. 上牙槽前神经

20. 利多卡因的一次注射最大剂量是

A. 800～1000mg　　　　B. 60～100mg　　　　　C. 300～400mg

D. 100～150mg　　　　　E. 500～600mg

21. 上牙槽后神经阻滞麻醉口内注射法患者最佳体位是

A. 患者取坐位,头直立,大张口,上颌𬌗平面与地面平行

B. 患者取坐位,头后仰,半张口,上颌𬌗平面与地面呈 45°

C. 患者取坐位,头后仰,大张口,上颌𬌗平面与地面呈 75°

D. 患者取坐位,头后仰,大张口,上颌𬌗平面与地面呈 60°

E. 患者取坐位,头直立,半张口,上颌𬌗平面与地面呈 45°

22. 腭前神经阻滞麻醉适宜的麻药量是

A. 0.3～0.5ml　　　　　B. 0.5～1ml　　　　　　C. 1～1.5ml

D. 1.5～2ml　　　　　　E. 2～3ml

23. 腭前孔位于

A. 上颌第一磨牙腭侧龈缘至腭中线连线的中外 1/3 交界处

B. 双侧上颌第一磨牙腭侧龈缘连线的 1/3 处

C. 上颌第三磨牙腭侧龈缘至腭中线连线的中外 1/3 交界处

D. 双侧上颌第三磨牙腭侧龈缘至腭中线连线的 1/3 处

E. 双侧尖牙连线与腭中线的交点处

24. 麻醉上颌双尖牙、磨牙腭侧牙龈、黏骨膜和牙槽骨应阻滞

    A. 上牙槽前神经　　　　　B. 上牙槽中神经　　　　　C. 眶下神经

    D. 鼻腭神经　　　　　　　E. 腭前神经

25. 口内注射法行下牙槽神经阻滞麻醉时,注射器位置正确的是

    A. 放在同侧第一、二双尖牙之间,与中线呈 45°角,注射器高于下颌𬌗面 1cm 并与之平行

    B. 放在对侧第一、二双尖牙之间,与中线呈 45°角,注射器高于下颌𬌗面 1cm 并与之平行

    C. 放在同侧切牙与尖牙之间,注射器高于下颌𬌗平面 1cm 并与之平行

    D. 放在对侧切牙与尖牙之间,注射器高于下颌𬌗平面 1cm 并与之平行

    E. 放在左右中切牙之间,注射器高于下颌𬌗平面 1cm 并与之平行

26. 颊神经阻滞麻醉,可麻醉的部位是

    A. 同侧下颌切牙唇侧牙龈、黏骨膜、唇部黏膜、肌肉、皮肤

    B. 同侧下颌尖牙唇侧牙龈、黏骨膜、唇部黏膜、肌肉、皮肤

    C. 同侧下颌双尖牙唇侧牙龈、黏骨膜、唇部黏膜、肌肉、皮肤

    D. 同侧下颌磨牙唇侧牙龈、黏骨膜、唇部黏膜、肌肉、皮肤

    E. 同侧下颌唇、颊侧牙龈、黏骨膜、唇部黏膜、肌肉、皮肤

27. 舌神经阻滞麻醉可麻醉的部位是

    A. 同侧下颌牙舌侧牙龈、黏骨膜、口底黏膜及舌前 2/3 部分

    B. 同侧下颌磨牙舌侧牙龈、黏骨膜、口底黏膜及舌后 2/3 部分

    C. 同侧下颌牙舌侧牙龈、黏骨膜、口底黏膜及舌后 2/3 部分

    D. 同侧下颌前牙及双尖牙舌侧牙龈、黏骨膜、口底黏膜及舌前 2/3 部分

    E. 同侧下颌牙舌侧牙龈、黏骨膜、口底黏膜及舌后 1/3 部分

[A₂ 型题](28~33 题,每题 1 分,共 6 分):**每一道试题以一个病例出现,其下面均有 A、B、C、D、E 五个备选答案,从中选择一个最佳答案,填入答题卡。**

28. 患儿,7 岁,|Ⅰ 松动Ⅲ°,|Ⅰ 舌侧部分萌出,拔除 |Ⅰ 时最适合采用的麻醉方法是

    A. 针刺麻醉

    B. 2％含肾上腺素普鲁卡因下牙槽神经、舌神经阻滞麻醉

    C. 2％地卡因表面麻醉

    D. 2％地卡因局部浸润麻醉

    E. 2％利多卡因下牙槽神经、舌神经阻滞麻醉

29. 一患者因 6| 残根需拔除,应麻醉的神经为同侧的

    A. 上牙槽中神经＋上牙槽后神经＋腭前神经

    B. 上牙槽后神经＋腭前神经

    C. 上牙槽中神经＋鼻腭神经＋腭前神经

    D. 上牙槽中神经＋上牙槽后神经＋腭后神经

    E. 上牙槽中神经＋上牙槽后神经＋鼻腭神经

30. 患者,男性,26 岁,左下颌第三磨牙近中水平阻生,拟在局麻下拔除,口内法进行下

牙槽神经阻滞麻醉后患者很快出现暂时性牙关紧闭,这可能是因为

  A. 翼颌间隙感染　　　　　　　　　B. 肾上腺素反应

  C. 麻醉了颊长神经　　　　　　　　D. 麻醉了下颌舌骨肌神经

  E. 麻醉药直接注入翼内肌所致

31. 患者,男性,36 岁,右下颌第一磨牙近远中向折裂,需拔除,应该麻醉的神经是同侧的

  A. 下牙槽神经　　　　　　　　　　B. 下牙槽神经+舌神经

  C. 下颌神经+舌神经+颊长神经　　D. 下牙槽神经+颊长神经

  E. 下牙槽神经+舌神经+颊长神经

32. 患者,女性,42 岁,在下牙槽神经、舌神经阻滞麻醉下拔除右下颌第一前磨牙残根,术后第 3 天患者出现全身发热,右咽侧疼痛,随即出现张口受限,吞咽疼痛。实验室检查:白细胞 5×10^9/L。这是发生了

  A. 拔牙创感染　　　　B. 翼内肌痉挛　　　　C. 咀嚼肌痉挛

  D. 下牙槽神经损伤　　E. 翼下颌间隙感染

33. 患者,女性,45 岁。因上尖牙残根需拔除,在进行了鼻腭神经及上牙槽前神经的有效麻醉后,分离腭侧牙龈时患者仍有痛感,这是因为

  A. 患者紧张　　　　　　　　　　　B. 解剖变异

  C. 没有麻醉同侧的腭前神经　　　　D. 患者对疼痛敏感

  E. 分离牙龈时用力过重

[A₃/A₄ 型题](34~40 题,每题 1 分,共 7 分):下列试题,每组题都有一段共用题干病例描述,然后提出两个或三个与病例有关的问题,每个问题有 A、B、C、D、E 五个备选答案,答题时,每道题只允许从五个备选答案中选一个最合适的作为正确答案,填入答题卡。

(34~37 题共用题干)

患者,女性,24 岁,因左上智齿颊向高位阻生,要求拔除。

34. 拔除该牙应麻醉的神经是同侧的

  A. 上牙槽后神经+鼻腭神经　　　　B. 上牙槽中神经+腭前神经

  C. 上牙槽后神经+腭后神经　　　　D. 上牙槽后神经+腭前神经

  E. 上牙槽中神经+上牙槽后神经+腭前神经

35. 注射局麻药后同侧颊部随即出现肿胀,这是发生了

  A. 水肿　　　　　　　B. 气肿　　　　　　　C. 血肿

  D. 感染　　　　　　　E. 咀嚼肌痉挛

36. 完成局麻注射后,患者同时感到恶心,想吐,余无异常,这是由于

  A. 麻醉了腭小神经　　B. 麻醉了上牙槽后神经　　C. 麻醉了腭大神经

  D. 麻醉药物过敏　　　E. 中毒反应

37. 在麻醉过程中患者发生晕厥,以下处理措施哪项是不正确的

  A. 立即停止注射　　　　　　　　　B. 让患者头低位,松解颈部衣扣

  C. 氨水　　　　　　　　　　　　　D. 推注肾上腺素

  E. 吸氧

(38~40 题共用题干)

患者,男性,63 岁。双侧下颌中切牙Ⅱ°松动;左上尖牙残根,左上第一磨牙残冠,拟分次

拔除患牙,患者无全身性重大疾病,血压 60/90mmHg,心电图正常。

38. 拔除双侧下颌中切牙时,最适合选用的麻醉为

    A. 2％地卡因表面麻醉

    B. 1％含肾上腺素普鲁卡因局部浸润麻醉

    C. 0.5％地卡因表面麻醉

    D. 2％含肾上腺素普鲁卡因局部浸润麻醉

    E. 1％利多卡因浸润麻醉

39. 拔除左上尖牙时最适用的麻醉方法是

    A. 左侧眶下孔和切牙孔阻滞麻醉

    B. 唇侧局部浸润麻醉和切牙孔阻滞麻醉

    C. 左侧上颌结节和腭大孔阻滞麻醉

    D. 唇腭侧局部浸润麻醉

    E. 左侧眶下孔和腭大孔阻滞麻醉

40. 拔除左上第一磨牙残冠应麻醉的神经

    A. 眶下神经＋腭前神经

    B. 上牙槽后神经＋鼻腭神经

    C. 上牙槽后神经＋腭前神经

    D. 上牙槽中神经＋上牙槽后神经＋腭前神经

    E. 上牙槽中神经＋上牙槽后神经＋鼻腭神经

[B 型题](41～50 题,每题 1 分,共 10 分):每一道题有 A、B、C、D、E 五个备选答案,然后提出 2～3 个问题,共用这 5 个备选答案,答题时需要为每个题选择一个最合适的作为正确答案,填入答题卡。每个备选答案可以选择 1 次,1 次以上或 1 次也不选。

(41～45 题共用备选答案)

    A. 下牙槽神经＋舌神经

    B. 鼻腭神经＋腭前神经＋上牙槽前神经

    C. 上牙槽后神经＋腭前神经

    D. 上牙槽中神经＋上牙槽后神经＋腭前神经

    E. 下牙槽神经＋舌神经＋颊长神经

拔除下列牙时应麻醉哪组神经

41. 下颌第一双尖牙

42. 上颌第三磨牙

43. 上颌第一磨牙

44. 下颌第三磨牙

45. 上颌尖牙

(46～50 题共用备选答案)

    A. 表面麻醉   B. 牙周膜注射法   C. 浸润麻醉

    D. 阻滞麻醉   E. 全身麻醉

46. 表浅的黏膜下脓肿切开引流适宜

47. 拔除松动的乳牙或恒牙适宜

48. 气管内插管前的黏膜适宜

49. 血友病和类似的有出血倾向的患者适宜

50. 上颌牙槽突或下颌前牙区的牙槽突手术适宜

(五) 简答题(共 12 分)

1. 简述上牙槽后神经阻滞麻醉的口内注射法。(5 分)

2. 局麻时出现血肿常见于何种麻醉方法? 如何防治? (4 分)

3. 局麻时为什么会出现暂时性面瘫? (3 分)

(六) 病例分析题(共 8 分)

患者,女,30 岁,右上颌尖牙残根,残根周围牙周组织正常,要求行残根拔除。

回答下列问题:

1. 拔除该牙需麻醉的神经及麻醉方法? (3 分)

2. 该牙唇侧局部麻醉的操作步骤。(5 分)

二、口腔颌面外科拔牙自测题

(一) 名词解释(每小题 3 分,共 6 分)

1. 干槽症

2. 高位阻生

(二) 填空题(每空 1 分,共 20 分)

1. 拔牙的基本步骤_____、_____、_____、_____、_____。

2. 牙钳的结构_____、_____、_____。

3. 牙挺的结构_____、_____、_____;其工作原理_____、_____、_____。

4. 下颌智齿阻生的阻力分析有_____、_____、_____、_____。

(三) 是非判断题(每小题 1 分,共 5 分,对者划√,错者划×)

1. 拔牙时使用牙挺可以以邻牙作为支点,以挺松患牙。

2. 一般血压在 180/100mmHg(24～13.3kPa)以下时方能拔牙,但也应参考患者年龄、有无自觉症状及血压是否稳定等决定。

3. 拔牙时分离牙龈的目的是预防牙龈撕裂伤,以免导致术后出血。

4. 无论何种心脏病均不宜拔牙。

5. 拔牙中牙槽骨损伤的并发症,常见部位为上颌结节和下颌磨牙舌侧骨板。

(四) 选择题(每小题 1 分,共 47 分)

[A$_1$ 型题](1～30 题,每题 1 分,共 30 分):**每一道题下面有 A、B、C、D、E 五个备选答案,从中选择一个最佳答案,填入答题卡。**

1. 以下何种情况不属于拔牙适应证

    A. 肿瘤放疗前口内残根　　　　　　　　B. 牙食物嵌塞,深龋

    C. 乳牙无松动,恒牙先天缺失　　　　　　D. 牙冠大面积龋坏,深达龈下

    E. 前牙冠折 1/3 合并根折

2. 关于拔牙晕厥的处理,下列哪项是不必要的

    A. 嗅闻刺激性气体　　　　　　　　　　B. 吸氧

    C. 输液,注意酸碱平衡　　　　　　　　D. 必要时静脉推注高渗糖溶液

    E. 立即停止手术,置患者于头低位,保持呼吸通畅

3. 在局麻及拔牙过程中都可能发生的并发症是

  A. 损伤下颌管   B. 暂时性牙关紧闭   C. 过敏

  D. 暂时性面瘫   E. 晕厥

4. 下述何种心脏病,不是拔牙禁忌症

  A. 前壁心梗 3 个月   B. 充血性心衰

  C. 频发的室性早搏,未治疗   D. 完全性右束支传导阻滞

  E. 不稳定性心绞痛

5. 以下哪种情况应暂缓拔牙

  A. 妊娠 4、5、6 月

  B. 糖尿病患者血糖 50mg/dl,尿糖(＋),无酸中毒

  C. 急性智齿冠周炎伴咀嚼肌间隙感染

  D. 甲亢治疗后心率低于 100 次/秒

  E. 高血压患者血压控制在 21.3～13.3kPa(160/100mgHg)

6. 单纯性高血压无其他合并症,血压高于多少时应进行治疗后再拔牙

  A. 21.3～12.7kPa(160/95mmHg)   B. 22.7～12.7kPa(170/95mmHg)

  C. 24～13.3kPa(180/100mmHg)   D. 25.3～23.3kPa(190/100mmHg)

  E. 25.3～14kPa(190/105mmHg)

7. 患有下列疾病的患者在拔牙前后应给予抗生素以预防并发症,但不包括

  A. 糖尿病   B. 先天性心脏病

  C. 慢性肝炎   D. 风湿性心脏病

  E. 曾做过房室间隔缺损修补术的患者

8. 关于拔牙器械的描述,以下哪项是正确的

  A. 牙挺由挺刃和柄两部分组成

  B. 牙挺工作原理包括杠杆和轮轴原理两种

  C. 使用牙挺各种工作原理应单独使用

  D. 牙钳由钳喙、钳柄和关节构成

  E. 使用牙钳拔牙因力量易控制,故无需进行保护

9. 关于分离牙龈正确的说法是

  A. 可减少拔牙时软组织阻力

  B. 分离至釉牙骨质界

  C. 乳牙拔除时可不分离牙龈

  D. 分离牙龈的目的是避免牙钳夹伤牙龈

  E. 上颌第一双尖牙正畸减数时可不分离牙龈

10. 牙拔除时不宜使用旋转力的牙为

  A. 上颌中切牙   B. 上颌侧切牙   C. 上颌尖牙

  D. 下颌中切牙   E. 下颌双尖牙

11. 旋转力除了用于上颌前牙外,还可用于

  A. 下颌双尖牙   B. 上颌智齿   C. 下前牙

  D. 下颌中切牙   E. 下颌智齿

12. 关于拔出牙的检查及处理,下列做法错误的是

  A. 检查拔出牙根是否完整

B. 牙龈有无撕裂

C. 牙槽窝压迫复位

D. 刮出拔牙窝内的残留物

E. 过高的牙槽间隔可暂不处理,应待其自行吸收

13. 下列类型阻生齿是根据阻生齿长轴与第二磨牙的关系进行分类,但不包括

    A. 垂直阻生　　　　　　　　B. 倒置阻生　　　　　　　　C. 中位阻生

    D. 近中阻生　　　　　　　　E. 舌向阻生

14. 关于阻生齿拔除时的阻力不包括

    A. 软组织阻力　　　　　　　B. 冠部骨阻力　　　　　　　C. 根部骨阻力

    D. 对颌牙阻力　　　　　　　E. 邻牙阻力

15. 阻生齿拍片的目的不包括

    A. 了解与邻牙的关系　　　　　　　　　　B. 了解牙根形态

    C. 了解软组织阻力的大小　　　　　　　　D. 了解周围骨质情况

    E. 了解与下颌管的关系

16. 下颌近中阻生智齿造成第二磨牙远中龋坏,了解龋坏的程度最佳检查方法是

    A. 患者主诉　　　　　　　　B. 拍牙片　　　　　　　　C. 冷测

    D. 热测　　　　　　　　　　E. 电活力测

17. 预防干槽症下列哪项是错误的

    A. 减少手术创伤　　　　　　　　　　　　B. 尽量延长局部压迫止血时间

    C. 注意无菌操作　　　　　　　　　　　　D. 注意口腔卫生

    E. 保护拔牙创内血凝块

18. 关于拔牙后注意事项,以下哪项是错误的

    A. 口内压迫止血的棉卷与 30min 后吐出

    B. 2h 方可进温热软食

    C. 术后当日不用手术侧咀嚼

    D. 拔牙后不要反复吐唾沫、吮吸创口

    E. 拔牙后当天起,唾液内不应有血丝或呈粉红色,否则应及时就诊

19. 下列何种情况不属于干槽症的表现

    A. 疼痛为主　　　　　　　　　　　　　　B. 阵发性轻微疼痛

    C. 拔牙窝常有腐败坏死物　　　　　　　　D. 拔牙窝内有明显的腐臭味

    E. 骨壁常有明显的触痛

20. 拔牙钳喙与牙长轴平行是为了

    A. 夹住患牙　　　　　　　　B. 省力　　　　　　　　C. 防止邻牙损伤

    D. 避免牙龈损伤　　　　　　E. 利于使用扭转力

21. 拔牙后多长时间仍有明显出血称为拔牙后出血

    A. 120min　　　　　　　　　B. 90min　　　　　　　　C. 60min

    D. 45min　　　　　　　　　 E. 30min

22. 干槽症的特征性表现是

    A. 开口受限　　　　　　　　　　　　　　B. 冷热痛

    C. 术后 1~3 天放射性疼痛　　　　　　　 D. 术后 3~5 天肿痛未开始消退

E. 拔牙创内无血凝块

23. 血友病患者必须拔牙时,首要的处理原则是
   A. 拔牙创内填塞止血材料
   B. 注射止血药
   C. 麻醉药中添加多量肾上腺素
   D. 操作轻柔,减少创伤缝合拔牙创
   E. 术前、术后给予输入新鲜血浆

24. 下列哪种患者拔牙后易引起感染
   A. 血友病
   B. 高血压
   C. 糖尿病
   D. 心绞痛
   E. 肝炎

25. 拔除阻生牙,术后出现干槽症,经过处理后在创口内所填塞的碘仿纱条,抽除时间为
   A. 48h
   B. 72h
   C. 24h
   D. 7~10天
   E. 2周以上

26. 位于放射治疗范围内的牙齿拔除时间是
   A. 放射治疗前
   B. 放射治疗结束后速拔
   C. 放射治疗前后均不应拔
   D. 放射治疗后1个月
   E. 放射治疗后1周即可

27. 拔牙创处理时,下列哪项是错误的
   A. 拔除乳牙残根后应进行彻底刮槽
   B. 扩大的牙槽窝要压迫复位
   C. 与骨膜、牙龈相邻的骨折片应予复位
   D. 撕裂的龈组织要复位、缝合
   E. 拔牙创口内的碎牙片、结石、肉芽要刮出

28. 牙根拔除前准备工作中可不包括
   A. 拔除前必须拍摄X线片
   B. 向患者做必要的解释
   C. 必须准备合适的器械
   D. 必须了解断根的数目、大小、部位
   E. 必须了解与周围组织的关系

29. 对于诊断为"第Ⅱ类近中位颊侧移位阻生智齿",下列描述错误的是
   A. 阻生智齿大部分位于下颌升支内
   B. 阻生智齿的长轴向近中倾斜
   C. 阻生智齿的最高点低于𬌗平面
   D. 阻生智齿的最高点高于第二磨牙颈部
   E. 阻生智齿偏向正常牙列中线的颊侧

30. 位于牙槽窝内低位断根拔牙时,根挺取出应从
   A. 根断面较低的一侧插入牙槽骨与根之间
   B. 根断面较高的一侧插入牙槽骨与根之间
   C. 牙槽骨较厚的一侧插入牙槽骨与根之间
   D. 牙槽骨较薄的一侧插入牙槽骨与根之间
   E. 牙槽窝近颊侧插入牙槽骨与根之间

[A₂型题](31~34题,每题1分,共4分):**每一道试题以一个病例出现,其下面均有A、B、C、D、E五个备选答案,从中选择一个最佳答案,填入答题卡。**

31. 患者,男性,30岁,左下颌第三磨牙近中高位阻生,远中无盲袋。X线片显示:左下颌第三磨牙近中高位阻生,单个锥形根,近中冠顶于第二磨牙的远中,此类智齿的拔除

方法

    A. 翻瓣去骨拔除　　　　B. 翻瓣去骨劈开拔除　　　　C. 纵劈牙冠后拔除

    D. 挺松后拔除　　　　E. 斜劈牙冠,挺松拔除

32. 患者,男,35岁,左下第二磨牙残根要求拔除。在局麻下顺利拔除该牙,术后第3天患者自觉拔牙区疼痛明显且为持续性。检查见左下第二磨牙拔除牙创愈合不良,牙槽骨表面有灰白色假膜覆盖,周围牙龈充血。牙片示左下第二磨牙牙根窝内无明显残根遗留。该患者的诊断是

    A. 拔牙创急性感染　　　　B. 拔牙后牙根感染　　　　C. 干槽症

    D. 右三叉神经痛　　　　E. 拔牙后疼痛

33. 患者,男,32岁。因左上第一磨牙残根而行拔牙术,拔牙过程顺利,牙根完整,搔刮时发现牙槽窝较深,当时未做特殊处理,咬纱布即回家。术后第2天发觉刷牙时左鼻腔有水流出,就诊后发现 __|6 拔牙创血凝块消失,鼓气时拔牙创有气流冲出。该患者上述情况可能是

    A. 拔牙创愈合不良　　　　B. 拔牙创继发感染　　　　C. 上颌窦瘘

    D. 拔牙创过大　　　　E. 上颌窦慢性炎症

34. 患者,男,22岁,右下第二双尖牙牙冠折裂至龈下,故建议拔除。利用利多卡因行下牙槽神经、舌神经阻滞,5min后显效。术中断根,断根小于根长1/2。医师采用翻瓣去骨取根法。在右下第一前磨牙至第一磨牙区域作梯形切口,切开黏骨后翻瓣至前磨牙根尖区,因出血较多而用血管钳反复钳夹创面,止血后去骨,完整取出断根。术后1周复诊,患者诉右下唇麻木感明显。检查右侧下唇痛觉较左侧明显减退,该患者下唇麻木的原因可能是

    A. 下牙槽神经损伤　　　　B. 颊长神经损伤　　　　C. 颏神经损伤

    D. 麻醉药物的作用　　　　E. 下颌神经损伤

[A₃/A₄型题](35~40题,每题1分,共6分):下列试题,每组题都有一段共用题干病例描述,然后提出两个或三个与病例有关的问题,每个问题有 A、B、C、D、E 五个备选答案,答题时,每道题只允许从五个备选答案中选一个最合适的作为正确答案,填入答题卡。

(35~40题共用题干)

患者,女,20岁,⌐7 因严重龋坏,需拔除。

35. 最合适的麻醉方法是

    A. 全身麻醉　　　　B. 浸润麻醉　　　　C. 表面麻醉

    D. 阻滞麻醉　　　　E. 冷冻麻醉

36. 麻醉神经是

    A. 下牙槽神经+舌神经+颏神经　　　　B. 下牙槽神经+舌神经+颊神经

    C. 上牙槽前神经+鼻腭神经　　　　D. 上牙槽后神经+腭前神经

    E. 上牙槽中神经+上牙槽后神经+腭前神经

37. 如果需用牙挺,一般支点位于

    A. 邻牙　　　　B. 近中颊侧牙槽嵴　　　　C. 远中颊侧牙槽嵴

    D. 近中颊侧骨板　　　　E. 远中颊侧骨板

38. 选用下列哪种牙钳为最佳选择

A. 下颌前牙牙钳　　　　B. 下颌前磨牙牙钳　　　　C. 下颌磨牙牙钳

D. 下颌牛角钳　　　　　E. 上颌牛角钳

39. 牙根折断后首先需处理的是

A. 及时拔除断根　　　　B. 不需处理,结束手术　　　　C. 拍牙片,观察断根情况

D. 缝合创口　　　　　E. 碘仿纱条填塞创口

40. 如果牙根折断,使用"丁"字挺时应用的力学原理是

A. 杠杆原理　　　　　B. 惯性原理　　　　C. 斜坡原理

D. 楔原理　　　　　E. 轮轴原理

[B型题](41~47题,每题1分,共7分):每一道题有A、B、C、D、E五个备选答案,然后提出2~3个问题,共用这5个备选答案,答题时需要为每个题选择一个最合适的作为正确答案,填入答题卡。每个备选答案可以选择1次,1次以上或1次也不选。

(41~44题共用备选答案)

A. 牵引力　　　　　B. 轮轴力　　　　C. 扭转力

D. 摇动力　　　　　E. 楔力

41. 拔除患牙应首先使用何种力

42. 三角挺主要提供的是何种力

43. 牙齿脱位时主要使用何种力

44. 拔除扁根牙或多根牙时应禁忌使用的是

(45~47题共用备选答案)

A. 上颌中切牙　　　　B. 上颌双尖牙　　　　C. 上颌第一恒磨牙

D. 下颌中切牙　　　　E. 下颌近中阻生智齿

45. 拔除过程中可使用旋转力的牙齿是

46. 常需采用分牙法才能顺利拔除的牙齿是

47. 常要纵劈牙冠才能顺利拔除的牙齿是

(五) 简答题(共22分)

1. 简述下颌阻生智齿的临床分类。(8分)

2. 糖尿病患者拔牙应注意什么?(3分)

3. 简述牙挺使用注意事项。(5分)

4. 拔牙术中断根的原因有哪些?(6分)

参 考 答 案

一、口腔颌面外科局部麻醉自测题

(一) 名词解释

1. 局部麻醉:是应用局麻药物或其他方法暂时阻断机体一定区域内神经的传导功能,使该区域疼痛消失的方法。

2. 浸润麻醉:是将局麻药液注入组织内,以作用于神经末梢,使之失去传导痛觉的能力而产生麻醉效果。

3. 阻滞麻醉:将局麻药液注射到神经干或其主要分支附近,以阻断神经末梢传入的刺激,使被阻滞的神经分布区域产生麻醉效果。

4. 晕厥：是一种突发性、暂时性意识丧失。通常是由于暂时性中枢缺血所致。

5. 麻药中毒：当单位时间内进入血循环的局麻药量超过分解速度时，血内浓度升高，达到一定的浓度时就会出现各种程度的毒性反应。

(二) 填空题

1. 酯类、酰胺类

2. 上颌牙槽突、下颌前牙区的牙槽突、薄

3. 过量、偏后、腭中、腭后

4. 翼静脉丛、血肿

5. 左右尖牙腭侧龈缘连线、腭中线、腭乳头、唇系带

(三) 是非判断题

1. × 　2. √ 　3. × 　4. × 　5. ×

(四) 选择题

1. E	2. C	3. A	4. D	5. D	6. C	7. C	8. D	9. A	10. D
11. E	12. D	13. E	14. D	15. D	16. B	17. A	18. C	19. B	20. C
21. B	22. A	23. E	24. E	25. B	26. D	27. A	28. C	29. A	30. E
31. E	32. E	33. C	34. D	35. C	36. A	37. D	38. E	39. D	40. D
41. A	42. C	43. D	44. E	45. D	46. A	47. C	48. E	49. B	50. C

(五) 简答题

1. 简述上牙槽后神经阻滞麻醉的口内注射法。

答：患者采取坐位，头微后仰，上颌牙颌平面与地平面呈 45°角，半张口，术者用口镜将唇颊向后上方牵开。一般以上颌第二磨牙远中颊侧根部口腔前庭沟作进针点；上颌第二磨牙尚未萌出的儿童，则以第一磨牙的远中颊侧根部的前庭沟作进针点，如上颌磨牙已缺失，则以颧牙槽嵴部的前庭沟为进针点。注射针与上颌第二磨牙的长轴呈 45°角，向上、后、内方向推进，进针时针尖沿着上颌结节弧形表面滑动，深约 2cm，回抽无血，即可注入麻醉药物 1.5～2ml。

2. 局麻时出现血肿常见于何种麻醉方法？如何防治？

答：局麻时出现血肿常见于上牙槽后神经、眶下神经阻滞麻醉时。

预防：①注射针尖不能有倒钩；②注射时避免反复穿刺，以免增加刺破血管的机会。

治疗：若局部已出现血肿，立即压迫止血，并予冷敷；在出血停止之后，则改用热敷，促进血肿吸收消散；可酌情给予抗生素及止血药物。

3. 局麻时为什么会出现暂时性面瘫？

答：暂时性面瘫一般多见于下牙槽神经口内阻滞麻醉时，由于注射针偏向内后不能触及骨面，或偏上超过下颌切迹，而致麻药注入腮腺内麻醉面神经而发生暂时性面瘫。

(六) 病例分析题

1. 唇侧：上牙槽前神经(浸润麻醉)。腭侧：鼻腭神经(阻滞麻醉)、腭前神经(阻滞麻醉/浸润麻醉)。

2. 首先调整患者的椅位，将唇颊部拉开，充分显露需要麻醉的部位，牵拉注射处的黏膜，使之绷紧，在右上颌尖牙的唇侧前庭沟进针，针与黏膜约呈 45°角。当注射针头触达根尖处的骨面后，退针 0.2cm 左右，松弛黏膜，酌量注射麻醉药物 0.5～2ml，一般 2～4min 内即显麻醉效果。

(刘俊红　张圣敏)

二、口腔颌面外科拔牙自测题

(一)名词解释

1. 干槽症:是以疼痛和拔牙创愈合障碍为主要特征的拔牙术后的并发症。

2. 高位阻生:指阻生牙的最高部位平于或高于邻牙殆平面。

(二)填空题

1. 分离牙龈、挺松患牙、安放牙钳、拔除病牙、拔牙后检查、拔牙创口处理、术后医嘱

2. 钳喙、钳柄、关节

3. 挺刃、挺柄、挺杆、杠杆原理、楔原理、轮轴原理

4. 软组织阻力、根部骨阻力、冠部骨阻力、邻牙阻力

(三)是非判断题

1. ×　　2. √　　3. ×　　4. ×　　5. √

(四)选择题

1. C	2. C	3. E	4. D	5. C	6. C	7. C	8. D	9. D	10. D
11. A	12. E	13. C	14. D	15. C	16. B	17. B	18. E	19. B	20. C
21. E	22. E	23. C	24. C	25. D	26. A	27. A	28. E	29. A	30. E
31. E	32. C	33. C	34. D	35. D	36. B	37. B	38. D	39. C	40. E
41. D	42. B	43. A	44. C	45. A	46. E	47. C			

(五)简答题

1. 简述下颌阻生智齿的临床分类。

答:(1)根据阻生牙与第二磨牙及下颌升支前缘的关系分为:①第Ⅰ类阻生:指第二磨牙远中面与下颌升支前缘之间的距离,能容纳阻生牙牙冠的近远中径。②第Ⅱ类阻生:指第二磨牙远中面与下颌升支前缘之间的距离,不能容纳阻生牙牙冠的近远中径。③第Ⅲ类阻生:指阻生牙牙冠的大部分或全部位于下颌升支内。

(2)根据阻生牙在颌骨内的深度分为:①高位阻生:指阻生牙的最高部位平于或接近于邻牙殆面。②中位阻生:指阻生牙的最高部位低于邻牙殆面,但高于邻牙牙颈部。③低位阻生:指阻生牙的最高部位低于邻牙牙颈部。

(3)根据阻生牙的长轴与第二磨牙的长轴关系分为:垂直阻生、水平阻生、近中阻生、远中阻生、颊向阻生、舌向阻生、倒置阻生。

(4)根据阻生牙与下颌牙列中线的位置分为:颊侧移位、舌侧移位、正中位。

2. 糖尿病患者拔牙应注意什么?

答:(1)糖尿病患者拔牙应在空腹血糖 8.88mmol/L(160mg/dl)以内且又无酸中毒症状时进行。

(2)糖尿病患者接受胰岛素治疗者,拔牙最好在早餐后 1~2h 进行,术后还应注意进食情况,继续控制血糖。

(3)术前、术后给予抗生素。

3. 简述牙挺使用注意事项。

答:牙挺使用时,必须遵循下列原则:

(1)决不能以邻牙作支点,除非邻牙需同时拔除。

(2)除拔除阻生牙或颊侧需去骨者外,龈缘水平处的颊侧骨板一般不应作为支点。

（3）龈缘水平处的舌侧骨板，也不应作为支点。

（4）操作中应注意保护：必须以手指保护，以防牙挺滑脱伤及邻牙组织。

（5）用力必须有控制，不得使用暴力，挺刃的用力方向必须准确。

4. 拔牙术中断根的原因有哪些？

答：（1）技术因素：常见于拔牙器械选用不当、钳喙安放位置不正确、拔牙时用力不当、拔牙经验不足等。

（2）病理因素：常见于牙冠有广泛龋坏、牙冠有较大充填物、经口内治疗后的死髓牙造成了牙齿脆性增加等。

（3）解剖因素：常见于牙根外形变异（如弯根、额外根）、根分叉过大、牙骨质增生导致根端肥大、牙根与周围骨质粘连、老年人骨质弹性降低等。

（王宁宁　张圣敏）

种植义齿的临床应用

第一节　种植义齿的术前准备

一、教学目标

1. 熟悉种植义齿的分类与材料。
2. 根据患者的术前检查正确选择种植义齿类型与材料。
3. 了解种植义齿的生物学基础。

二、知识要点

1. 种植义齿的分类。
2. 种植材料的种类。
3. 患者的术前检查。
4. 种植义齿的生物学基础。

第二节　应用种植义齿修复牙列缺损或缺失

一、教学目标

1. 了解种植义齿的手术过程及冠修复。
2. 了解对种植义齿成功的评价标准。

二、知识要点

口腔种植手术治疗程序：
(1)第一期手术。
(2)第二期手术。
(3)冠修复。
(4)种植义齿成功的评价标准。

（刘俊红　王宁宁）

第四单元 种植义齿的临床应用自测题

(一) 名词解释(每小题 5 分,共 10 分)

1. 骨结合

2. 龈界面

(二) 填空题(每空 1 分,共 12 分)

1. 种植体按形态分类可分为: _____ 、_____ 、_____ 、_____ 、_____ 、_____ 。

2. 按种植体的植入部位分类 _____ 、_____ 、_____ 、_____ 。

3. 按种植体的手术次数分类 _____ 、_____ 。

(三) 选择题(每小题 3 分,共 60 分)

[A₁ 型题](1～20 题,每题 3 分,共 60 分):**每一道题下面有 A、B、C、D、E 五个备选答案,从中选择一个最佳答案,填入答题卡。**

1. 上颌牙槽骨萎缩后种植的有利区段

    A. 切牙区段　　　　　　B. 尖牙区段　　　　　　C. 前磨牙区段

    D. 磨牙区段　　　　　　E. 磨牙后区段

2. 下颌牙槽骨萎缩后种植的有利区段

    A. 下颌升支　　　　　　B. 下颌磨牙区　　　　　C. 两颏孔区

    D. 颏孔之上　　　　　　E. 下颌前磨牙区

3. 下列哪项不是种植义齿成功的标准(珠海会议)

    A. 无疼痛　　　　　　　　　　　B. 横向骨吸收不大于 1/3

    C. 有可控制的龈炎　　　　　　　D. 功能好

    E. 5 年成功率应达到 80％以上

4. 常用的牙种植体种类为

    A. 骨内种植体　　　　　B. 骨膜下种植体　　　　C. 黏膜种植体

    D. 牙内种植体　　　　　E. 牙内骨内种植体

5. 牙种植术的概念正确的是

    A. 将未发育完成的牙胚植入牙槽骨内的手术

    B. 将人工牙植入牙槽骨内的手术

    C. 将异体牙植入牙槽骨内的手术

    D. 将自体牙植入牙槽骨内的手术

    E. 将脱位牙植入牙槽骨内的手术

6. 上颌窦的解剖特点是

    A. 位于上颌骨体部,开口于上鼻道

    B. 由一底、一尖、四壁组成,底为牙槽突

    C. 一般情况下,下壁与上颌第二磨牙的根尖最近

    D. 上颌窦穿通不会影响种植治疗

    E. 窦呈锥体,约 13ml

7. Branemark 系统的种植体是

A. 叶状种植体   B. 骨膜下种植体   C. 一段式种植体

D. 牙内骨内种植体   E. 二段式种植体

8. 叶状种植体主要适应于

  A. 宽而高的牙槽嵴   B. 宽而低的牙槽嵴   C. 窄而低的牙槽嵴

  D. 下颌前牙区的牙槽嵴   E. 高的牙槽嵴

9. 目前,二段式种植体

  A. 种植周期较短   B. 成功率低

  C. 成功率高   D. 分为种植体和中央螺丝两部分

  E. 种植系统很简洁

10. 骨膜下种植体是一种

  A. 标准化种植体

  B. 植入骨膜下的骨内种植体

  C. 钛或钛合金种植体

  D. 主要用于严重骨萎缩的无牙下颌的种植体

  E. 应用历史较短的种植体

11. 口腔种植体是一种植入体内、传递咬合力的装置。要求其材料具有

  A. 良好的生物相容性和一般的生物力学相容性

  B. 一般的生物相容性和良好的生物力学相容性

  C. 一般的生物相容性和一般的生物力学相容性

  D. 良好的生物相容性和良好的生物力学相容性

  E. 两者之一即可

12. 目前应用最广泛的种植材料是

  A. 生物活性陶瓷   B. 生物降解陶瓷   C. 钛及钛合金

  D. 复合材料   E. 高分子材料

13. 目前认为,骨结合

  A. 是指种植体与骨组织之间仅有薄薄的一层结缔组织

  B. 在生物相容性不良时也能形成

  C. 是指种植体与骨组织之间完全没有结缔组织

  D. 比纤维-骨性结合的种植体成功率要低一些

  E. 骨结合的形成与种植体的结构没有关系

14. 一般情况下,在全口牙缺失时

  A. 牙槽骨的吸收方向从内向外   B. 上颌牙槽骨的吸收方向为向上、内

  C. 下颌牙槽骨的吸收方向为向下、内   D. 上下牙槽骨弓都缩小

  E. 上下牙槽骨弓都变大

15. 下颌体牙槽窝骨板的特点是

  A. 内外壁由致密而较薄的皮质骨构成

  B. 下前牙区的牙槽窝唇侧骨板较舌侧薄

  C. 下前磨牙区的牙槽窝颊侧骨板较舌侧厚

  D. 下磨牙区的牙槽窝颊侧骨壁有外斜线增强

  E. 下颌第三磨牙舌侧骨壁较厚

16. 下颌管的解剖特点是
   A. 下颌管的后 2/3 居下颌支及下颌体的中间
   B. 下颌管的前 1/3 靠近下颌体的舌侧
   C. 损伤下颌管可能导致同侧下唇麻木
   D. 损伤下颌管可能导致同侧舌前 2/3 麻木
   E. 管嵴距是下颌管下缘至牙槽嵴顶的距离

17. 一般情况下,下列哪个描述是错误的
   A. 下颌前牙区是种植的有利区
   B. 上颌尖牙区是种植的有利区
   C. 上前牙区种植最常见从腭侧穿孔
   D. 上前牙区也是种植有利区
   E. 种植有利区是因为其骨的质和量较好

18. 以下哪项不是牙种植体治疗的适应证
   A. 不愿邻牙作基牙者　　　　　　　　B. 游离缺失,要求固定修复者
   C. 全下颌活动义齿固位差者　　　　　D. 严重的牙周病患者
   E. 对传统义齿修复不满者

19. 为了提高种植体的早期稳定性,应
   A. 用与种植体完全同样大小直径的钻头预备种植体窝
   B. 在制备种植体窝时采用逐级扩大的方法
   C. 上下反复提拉钻头
   D. 通过左右摆动钻头调整种植体窝的方向
   E. 以上都不是

20. 种植治疗可能出现一些并发症,下列哪项是正确的
   A. 伤口裂开后,一般不用处理
   B. 术后出血,一般是术后压迫不够
   C. 下唇麻木是因为损伤了下牙槽神经或颏神经
   D. 穿通上颌窦黏膜,一般不用处理
   E. 提倡早期热敷,促进伤口愈合

(四) 简答题(18 分)
简述种植义齿的成功标准(国内)。

参 考 答 案

(一) 名词解释
1. 骨结合:有机活性骨与无生命异质材料之间,进行直接功能和结构的结合。
2. 龈界面:即牙龈软组织与种植体形成的界面。

(二) 填空题
1. 螺旋形种植体、柱状种植体、叶片状种植体、锚状种植体、穿下颌种植体、下颌支支架种植体
2. 黏膜内种植体、骨膜下种植体、根管内种植体、骨内种植体
3. 一次植入种植体、二次植入种植体

（三）选择题

1. B 　　2. C 　　3. E 　　4. A 　　5. B 　　6. E 　　7. E 　　8. C 　　9. C 　　10. D
11. D 　　12. C 　　13. C 　　14. B 　　15. D 　　16. C 　　17. C 　　18. D 　　19. B 　　20. C

（四）简答题

简述种植义齿的成功标准（国内）。

答:(1)功能好。

(2)无麻木、疼痛等不适。

(3)自我感觉良好。

(4)种植体周围 X 线无透射区;横行骨吸收不超过 1/3,种植体不松动。

(5)龈炎可控制。

(6)无与种植体相关的感染。

(7)对邻牙支持组织无损害。

(8)美观。

(9)咀嚼效率达 70％以上。

(10)符合上述要求者 5 年成功率应达到 85％以上;10 年 80％以上。

（张圣敏　王宁宁）

口腔颌面部感染的诊断与治疗

第一节　口腔颌面部感染的概论

一、教学目标

1. 掌握口腔颌面部感染的局部与全身临床表现。
2. 熟悉口腔颌面部感染的病因。
3. 熟悉致病微生物与感染类型的关系。
4. 熟悉感染来源与扩散途径。
5. 了解抗生素的使用原则。

二、知识要点

1. 口腔颌面部感染的病因。
2. 致病微生物与感染类型的关系。
3. 感染来源与扩散途径。
4. 口腔颌面部感染的局部与全身临床表现。
5. 抗生素的使用原则。

第二节　智齿冠周炎的诊断与治疗

一、教学目标

1. 掌握智齿冠周炎的定义。
2. 掌握智齿冠周炎的临床表现、诊断要点与治疗。
3. 熟悉智齿冠周炎的扩散途径。
4. 了解智齿冠周炎并发症的临床表现与诊断。
5. 了解智齿冠周炎形成的原因。

二、知识要点

1. 智齿冠周炎定义。
2. 智齿冠周炎形成的原因。

3. 智齿冠周炎的临床表现、诊断要点与治疗方法：

(1)临床表现：发病年龄、智齿萌出、炎症早期、病情发展、炎症扩散。

(2)诊断要点：反复发作史、临床表现、实验室检查。

(3)治疗：盲袋冲洗、切开引流、龈瓣切除、拔除下颌智齿、全身用药。

4. 智齿冠周炎的扩散途径：

(1)向磨牙后区扩散。

(2)沿下颌骨外斜线向前扩散，注入下颌第一磨牙根尖区的黏膜下。

(3)向下颌升支外后方、内后方，进入咬肌间隙和翼下颌间隙内。

(4)向下颌下间隙、颊间隙以及颞下间隙扩散。

5. 常见智齿冠周炎并发症的临床表现与诊断。

第三节　口腔颌面部间隙感染的诊断与治疗

一、教学目标

1. 掌握口腔颌面部间隙感染的定义。

2. 熟悉不同口腔颌面部间隙感染的临床表现、诊断要点与治疗。

3. 了解口腔颌面部间隙感染的来源及扩散途径。

二、知识要点

1. 口腔颌面部间隙感染的定义。

2. 口腔颌面部间隙感染的来源及扩散途径。

3. 不同口腔颌面部间隙感染的临床表现、诊断要点与治疗。

第四节　颌骨骨髓炎的诊断与治疗

一、教学目标

1. 掌握颌骨骨髓炎的定义与分类。

2. 熟悉急、慢性颌骨骨髓炎的临床表现、诊断要点与治疗。

3. 了解颌骨骨髓炎的病因。

二、知识要点

1. 颌骨骨髓炎定义与分类。

2. 颌骨骨髓炎的病因。

3. 急慢性颌骨骨髓炎的临床表现、诊断要点与治疗。

第五节　面部疖、痈的诊断与治疗

一、教学目标

1. 掌握面部疖、痈的临床表现、诊断要点与治疗。

2. 理解面部疖、痈的定义。

3. 理解面部疖、痈的病因。

4. 了解面部痈的扩散途径。

二、知识要点

1. 面部疖、痈的定义。

2. 面部疖、痈的病因。

3. 面部疖、痈的临床表现、诊断要点与治疗。

4. 面部痈的扩散途径。

第六节　面、颈部淋巴结炎的诊断与治疗

一、教学目标

1. 掌握面、颈部淋巴结炎的临床表现、诊断要点与治疗。

2. 理解面、颈部淋巴结炎的分类。

3. 理解面、颈部淋巴结炎的病因。

二、知识要点

1. 面、颈部淋巴结炎的分类。

2. 面、颈部淋巴结炎的病因。

3. 面、颈部淋巴结炎的临床表现、诊断要点与治疗。

第七节　口腔颌面部特异性感染的诊断与治疗

一、教学目标

1. 熟悉口腔颌面部特异性感染的类型。

2. 了解口腔颌面部特异性感染的临床表现、诊断要点与治疗。

3. 了解口腔颌面部特异性感染的病因。

二、知识要点

1. 口腔颌面部特异性感染的类型。

2. 口腔颌面部特异性感染的病因。

3. 口腔颌面部特异性感染的临床表现、诊断要点与治疗。

（刘俊红　王宁宁）

第五单元　口腔颌面部感染的诊断与治疗自测题

(一)名词解释(每小题 2.5 分,共 5 分)

1. 智齿冠周炎

2. 痈

(二)填空题(每空 0.5 分,共 10 分)

1. 口腔颌面部感染常见致病菌为_____、_____,其次_____、_____。

2. 口腔颌面部感染的途径有_____、_____、_____、_____、_____,其中_____最为常见。

3. 感染的局部治疗包括_____、_____、_____、_____。

4. 感染手术治疗包括_____、_____。

5. 炎症初期的局部临床表现有_____、_____、_____、_____。

(三)是非判断题(每空 1 分,共 5 分)

1. 痈已明显形成皮下脓肿时的治疗为切开脓肿,充分分离脓腔。

2. 新生儿颌骨骨髓炎的感染途径是牙源性。

3. 颜面部危险三角区指的是鼻根部至两侧口角。

4. 婴幼儿化脓性下颌下间隙感染的途径是血源性。

5. 腐败坏死性口底蜂窝织炎应早期切开引流。

(四)选择题(每空 1 分,共 70 分)

[**A₁ 型题**](1~40 题,每题 1 分,共 40 分)：**每一道题下面有 A、B、C、D、E 五个备选答案,从中选择一个最佳答案,填入答题卡。**

1. 关于医源性感染,下列正确的说法是

   A. 在医院内发生的传染病

   B. 医生得的传染病

   C. 医源性感染的疾病不易控制

   D. 由于医务人员用药不当造成的二重感染

   E. 医务人员进行有创的操作后引起的继发感染

2. 关于口腔颌面部感染,下列说法正确的是

   A. 上呼吸道感染可造成区域淋巴结炎

   B. 口腔颌面部感染可借血液循环扩散至邻近间隙

   C. 成人比儿童更易发生腺源性感染

   D. "危险三角区"的感染处理不当可造成上呼吸道梗阻

   E. 口腔颌面部组织抗感染能力较其他组织低

3. 关于牙源性感染下列说法错误的是

   A. 病原菌可通过病灶牙的根尖进入体内而发生感染

   B. 病原菌可通过牙周组织进入体内而发生感染

   C. 儿童龋病常见,其牙源性感染较成人更常见

   D. 感染可向颌面部蜂窝组织扩散

   E. 智齿冠周炎是常见病因之一

4. 关于血源性感染，下列正确的是
   A. 由于输入不洁净的血液而造成的感染
   B. 某些血液病患者抵抗力低下易于发生感染
   C. 由于大量失血，机体抵抗力下降而造成的感染
   D. 机体其他部位化脓感染经血液循环致口腔颌面部的化脓感染
   E. 由于输液、取血等操作发生的感染

5. 关于急性化脓性炎症，下列描述错误的是
   A. 局部表现为红、肿、热、痛和功能障碍
   B. 严重感染者局部可触及捻发音
   C. 造成引流区域的淋巴结肿大
   D. 累及咀嚼肌可造成张口受限
   E. 累及口底、咽旁时可出现进食、语言困难

6. 结核造成的冷脓肿，其脓液特点是
   A. 淡黄稀薄脓液   B. 翠绿色稍稠脓液，酸臭味
   C. 黄色黏稠脓液   D. 灰白似米汤，内有干酪样坏死物
   E. 灰白似米汤，内有硫磺颗粒样物

7. 关于腐败坏死性蜂窝织炎，下列描述错误的是
   A. 好发于深部组织   B. 以造成组织液化坏死为主要表现
   C. 全身高热，局部红肿热痛明显   D. 易造成中毒性休克
   E. 局部可触及捻发音

8. 关于"危险三角区"内急性感染的局部治疗，以下错误的是
   A. 保持局部清洁   B. 避免不良刺激   C. 疖、痈严禁挤压
   D. 局部热敷散瘀   E. 局部超短波理疗

9. 关于脓肿切开引流的指征正确的是
   A. 只有在出现波动感后才能切开引流
   B. 结核性淋巴结炎应早期切开
   C. 抗生素治疗无效且中毒症状明显时，应切开引流
   D. 儿童颌周多间隙感染，即使影响呼吸也应尽量避免切开
   E. 局部压痛明显、凹陷性水肿但穿刺出脓液时，不应切开

10. 关于急性化脓性淋巴结炎的临床特点，以下哪项是错误的
    A. 发病急，进展快
    B. 早期淋巴结肿大、压痛
    C. 机体抵抗力低下者，可并发败血症等
    D. 实验室检查白细胞总数及中性粒细胞比例均增高
    E. 晚期淋巴结形成冷脓肿、干酪样脓液

11. 关于脓肿切开引流的描述，下列错误的是
    A. 切口部位应尽可能隐蔽   B. 尽可能选择口内切口
    C. 切口长度应尽可能小   D. 颜面部应尽量顺皮纹切开
    E. 勿损伤重要解剖结构

12. 颌面部"危险三角区"内的化脓性感染处理不当，最易引起的并发症是

A. 颌面部多间隙感染   B. 化脓性海绵窦血栓性静脉炎

C. 肝脓肿   D. 上颌骨骨髓炎

E. 唇坏死

13. 关于智齿冠周炎临床表现,下列说法错误的是

     A. 冠周炎初期常无明显反应   B. 常以慢性炎症形式出现

     C. 早期为局部的胀痛不适   D. 病情发展后可出现自发跳痛

     E. 可引起不同程度的张口受限

14. 慢性智齿冠周炎的临床表现中正确的是

     A. 常见全身不同程度的畏寒、发热

     B. 常伴有头痛、全身不适

     C. 可发生食欲减退和大便秘结

     D. 常无明显症状,仅局部轻度压痛不适

     E. 常出现白细胞计数增高,中性粒细胞比例升高

15. 下列病原菌引起的感染中属于非特异性感染的是

     A. 破伤风杆菌   B. 放线菌   C. 结核杆菌

     D. 梅毒螺旋体   E. 大肠埃希菌

16. 确诊脓肿形成的最可靠依据是

     A. 血培养   B. 穿刺   C. 触诊

     D. 测体温   E. 透视

17. 确诊败血症最可靠的依据是

     A. 局部红肿加重   B. 全身出现皮疹   C. 血细菌培养阳性

     D. 白细胞增多   E. 体温升高

18. 经久不愈的感染性瘘管最彻底的治疗方法是

     A. 激光   B. 冷冻   C. 刮治

     D. 碘条填塞   E. 清除病灶

19. 疖、痈临床特点中,以下哪项是错误的

     A. 疖、痈是皮肤毛囊及其附件的急性化脓性感染

     B. 疖一般无明显全身症状

     C. 痈以上唇为多发,全身中毒症状明显

     D. 面部疖痈一旦确诊,应及早切开或挑破排脓

     E. 位于面部"危险三角"区的疖痈,如处理不当可引起严重颅内并发症

20. 智齿冠周炎的治疗重点为

     A. 局部治疗   B. 应用抗生素   C. 全身支持疗法

     D. 切开引流   E. 龈瓣切除

21. 急性智齿冠周炎的治疗原则中不包括

     A. 消炎   B. 镇痛   C. 切开引流

     D. 增强抵抗力   E. 拔除患牙

22. 关于面部"危险三角区",下列描述错误的是

     A. 由鼻根至两侧口角区域

     B. 此区域静脉无瓣膜

    C. 此区域感染挤压后可向颅内扩散

    D. 上唇部痈形成脓肿后应尽早充分切开排脓

    E. 唇痈处理不当可引起海绵窦血栓性静脉炎

23. 下颌智齿冠周炎沿下颌骨外斜线向前扩散,常在相当于何处的下颌前庭沟骨膜下形成流注脓肿

    A. 第一双尖牙   B. 第二双尖牙   C. 第一磨牙

    D. 第二磨牙   E. 第三磨牙

24. 当冠周炎形成冠周脓肿后,下列处理方法中正确的是

    A. 局麻下切开引流   B. 大剂量抗生素治疗   C. 局部理疗

    D. 局部冲洗上药   E. 拔除阻生齿

25. 冠周炎冲洗洁净并擦干后,局部应涂以何种药物以促进炎症消退

    A. 红汞   B. 甲紫   C. 高锰酸钾

    D. 樟脑酚   E. 碘甘油

26. 下列间隙感染中腺源性感染常见于

    A. 咽旁间隙   B. 翼下颌间隙   C. 下颌下间隙

    D. 舌下间隙   E. 颞下间隙

27. 口底腐败坏死性感染治疗中错误的是

    A. 广泛切开引流   B. 充分分离脓腔

    C. 3‰过氧化氢反复冲洗   D. 加压包扎消灭死腔

    E. 高压氧治疗

28. 关于颌面部间隙感染,下列说法错误的是

    A. 颌面部间隙为潜在的间隙   B. 颌面部间隙感染为原发性感染

    C. 常见为牙源性及腺源性感染   D. 以化脓性感染为主

    E. 感染沿神经血管扩散可引起颅内并发症

29. 咬肌间隙感染最常见的病因为

    A. 局部淋巴结炎   B. 菌血症   C. 下牙槽神经阻滞麻醉

    D. 下颌智齿冠周炎   E. 其他间隙感染的扩散

30. 关于口腔颌面部感染特点,以下哪项是不正确的

    A. 主要为医源性感染

    B. 口腔颌面软组织较为疏松,感染易扩散、发展为多间隙感染

    C. 以化脓性感染为主

    D. 腐败坏死性感染者全身中毒症状明显

    E. 面部"危险三角区"的感染可引起严重颅内并发症

31. 放射性骨坏死的发生与下列何种因素关系最为密切

    A. 射线种类   B. 个体耐受性   C. 照射方式

    D. 局部防护   E. 射线剂量

32. 关于新生儿颌骨骨髓炎,下列描述错误的是

    A. 血源性感染多见

    B. 病原菌多为金黄色葡萄球菌、链球菌

    C. 临床特点类似于一般化脓性骨髓炎

    D. 常为中央性颌骨骨髓炎

    E. 主要发生在上颌骨

33. 对于结核性淋巴结炎,下列治疗方法中错误的是

    A. 全身治疗为主

    B. 应加强营养

    C. 诊断尚不肯定时可手术摘除病理检查

    D. 可行局部理疗

    E. 已形成冷脓肿者可穿刺抽脓

34. 以下眼睑、鼻旁区肿胀为主要表现的间隙感染为

    A. 眶下间隙   B. 翼下颌间隙   C. 咬肌间隙

    D. 咽旁间隙   E. 颞下间隙

35. 眶下间隙脓肿切开引流时,切口应选在

    A. 下睑缘   B. 眶上缘

    C. 鼻翼旁   D. 上颌前牙双尖牙前庭沟

    E. 上颌前牙、双尖牙区龈缘

36. 易造成严重张口受限的间隙感染为

    A. 眶下间隙   B. 下颌下间隙   C. 咬肌间隙

    D. 舌下间隙   E. 颏下间隙

37. 下列何种感染易造成呼吸困难

    A. 眶下间隙   B. 咬肌间隙   C. 颞下间隙

    D. 颊间隙   E. 口底多间隙

38. 以下颌支、下颌角为中心的肿胀、充血、压痛是何间隙感染的表现

    A. 眶下间隙   B. 咬肌间隙   C. 下颌下间隙

    D. 颞间隙   E. 翼下颌间隙

39. 下列哪项不是腐败坏死性口底蜂窝织炎广泛切开引流的目的

    A. 预防呼吸困难发生   B. 改变厌氧环境   C. 促进毒素排出体外

    D. 达到充分引流   E. 消除皮下气肿

40. 眶下间隙脓肿下列治疗方法正确的是

    A. 口内切开引流   B. 外敷中药拔脓   C. 拔除病灶牙

    D. 开髓根管引流脓肿   E. 口外切开引流

[**A₂ 型题**](41~49 题,每题 1 分,共 9 分):**每一道试题以一个病例出现,其下面均有 A、B、C、D、E 五个备选答案,从中选择一个最佳答案,填入答题卡。**

41. 患者,男性,32 岁,右下颌间隙感染,突然高热寒战,如怀疑出现败血症下列何种方法可确诊

    A. 白细胞计数及分类明显升高   B. 白细胞内有中毒颗粒

    C. 全身皮肤出现皮疹   D. 面部出现多个疖肿

    E. 血细菌培养阳性

42. 患者,男性,58 岁,颌下肿物切除术后创口感染,引流物为翠绿色有酸臭味的脓液,此为何种细菌感染所致

    A. 结核杆菌   B. 放线菌   C. 绿色链球菌

D. 铜绿假单胞菌　　　　　E. 克雷伯杆菌

43. 患者,男性,28 岁,右颈上部淋巴结结核,下列何种药物对此患者治疗无效
    A. 青霉素　　　　　　　B. 链霉素　　　　　　　C. 异烟肼
    D. 利福平　　　　　　　E. 乙胺丁醇

44. 患者,男性,48 岁,3 天前出现左上前牙持续剧烈跳痛,昨日疼痛缓解,但自下睑至下唇、鼻旁、颧部肿胀明显,皮肤红、热,此时应诊断为
    A. 急性上颌窦炎　　　　B. 眶下间隙感染　　　　C. 上颌骨中央性骨髓炎
    D. 上唇痈　　　　　　　E. 眶下淋巴结炎

45. 患者,男性,30 岁,因左下颌智齿冠周炎,造成颞间隙、颞下间隙、翼下颌间隙脓肿,切开引流的最佳方法为
    A. 于上颌结节外侧前庭沟切开　　　　B. 于翼下颌韧带稍内侧切开
    C. 于下颌角下方切开　　　　　　　　D. 于下颌升支后缘切开
    E. 于颞部及下颌角下方切开并行贯通式引流

46. 患者,男性,46 岁,口底多间隙感染,肿胀明显,可及捻发音及波动感,主诉呼吸困难,下列处理正确的是
    A. 加大抗生素剂量　　　　B. 局部冷敷　　　　　　C. 穿刺抽脓
    D. 广泛切开引流　　　　　E. 气管切开

47. 患儿,男性,6 岁,右下第二乳磨牙根尖脓肿伴右颌下淋巴结肿大,根尖脓肿切开引流后好转,但颌下区肿痛加剧,皮肤发红并出现波动感,此颌下区感染来源最大可能为
    A. 牙源性　　　　　　　B. 腺源性　　　　　　　C. 血源性
    D. 创伤性　　　　　　　E. 医源性

48. 患者,男性,35 岁,左下颌第一磨牙急性根尖脓肿,造成左下颌骨急性中央性颌骨骨髓炎,左下颌 4～7 松动,牙周溢脓,下列治疗方法错误的是
    A. 全身使用足量有效的抗生素
    B. 左下颌第一磨牙拔除,尽量保留其余松动牙
    C. 形成骨膜下脓肿后应尽早切开
    D. 引流不畅时可去除部分骨外板
    E. 局部可行超短波理疗

49. 患者,男性,27 岁,左下颌第一磨牙拔除后 4 天局部出现持续剧痛,拔牙窝空虚有异味,此时最可能的诊断为
    A. 邻牙的急性根尖炎　　　　　　　B. 邻牙拔牙过程中损伤
    C. 左下颌第一磨牙牙槽突骨折　　　D. 左下颌第一磨牙干槽症
    E. 左下颌第一磨牙拔牙反应性疼痛

[A₃/A₄ 型题](50～65 题,每题 1 分,共 16 分):下列试题,**每组题都有一段共用题干病例描述,然后提出两个或三个与病例有关的问题,每个问题有 A、B、C、D、E 五个备选答案,答题时,每道题只允许从五个备选答案中选一个最合适的作为正确答案,填入答题卡。**

(50～52 题共用题干)

患者,男性,24 岁,上唇部肿胀疼痛 3 天,伴全身发热。体温 37.5℃,上唇肿胀明显,可见多个脓头。

50. 此部位感染最常见的致病菌为
    A. 铜绿假单胞菌　　　　　B. 大肠埃希菌　　　　　　C. 金黄色葡萄球菌
    D. 变形链球菌　　　　　　E. 白色念珠菌

51. 此部位感染易引发海绵窦化脓性血栓性静脉炎的最主要原因为
    A. 血运丰富　　　　　　　B. 面静脉无静脉瓣　　　　C. 上唇运动较多
    D. 细菌毒力强　　　　　　E. 局部皮脂腺丰富

52. 此患者局部处理的正确方法为
    A. 挤出脓头　　　　　　　B. 切开引流　　　　　　　C. 红外线理疗
    D. 药物湿敷　　　　　　　E. 局部热敷

(53～61题共用题干)

患者,男性,22岁。4天前劳累后出现右下后牙区胀痛,进食吞咽时加重。昨日起出现局部自发性跳痛,张口受限,低热头痛。检查可见:右下颌角区颊部稍肿胀,无明显压痛,张口度两指。右下颌第三磨牙近中阻生,牙龈红肿充血,挤压可见远中盲袋内少量脓液溢出,相当于右下颌第一磨牙颊侧前庭沟丰满、充血,压痛明显;右下颌第一磨牙叩诊(一),无松动,咽侧壁稍充血、轻微触痛。

53. 此患者的正确诊断为
    A. 右下颌第一磨牙根尖脓肿　　　　　B. 右下颌第三磨牙急性冠周炎
    C. 右下颌第三磨牙急性根尖炎　　　　D. 右咬肌间隙感染
    E. 右咽旁间隙感染

54. 右下颌第一磨牙颊侧肿胀原因为
    A. 根尖脓肿　　　　　　　　　　　　B. 牙周脓肿
    C. 根尖囊肿继发感染　　　　　　　　D. 右下颌第三磨牙炎症流注引起
    E. 颊间隙感染引起

55. 右下颌第一磨牙颊侧肿胀处理方法应为
    A. 切开引流　　　　　　　　　　　　B. 开髓扩通根管有利引流
    C. 拔除右下颌第一磨牙　　　　　　　D. 牙周治疗右下颌第一磨牙
    E. 口服抗生素,局部可不处理

56. 关于右下颌第三磨牙的处理方法,下列正确的是
    A. 局麻下拔除　　　　　　　　　　　B. 局部切开引流
    C. 行龈瓣切除术　　　　　　　　　　D. 口服抗生素局部不处理
    E. 局部冲洗上药,炎症消除后拔除

57. 此患者如处理不当,可引起下列间隙感染,但不包括
    A. 咽旁间隙　　　　　　　B. 翼下颌间隙　　　　　　C. 眶下间隙
    D. 咬肌间隙　　　　　　　E. 颊间隙

58. 患者如出现明显张口受限,面部肿胀不明显,仅口外升支后缘稍红肿、压痛明显,此时应怀疑合并
    A. 翼下颌间隙感染　　　　B. 咬肌间隙感染　　　　　C. 咽旁间隙感染
    D. 下颌下间隙感染　　　　E. 颞间隙感染

59. 如患者出现重度开口受限,以下颌角为中心肿胀,皮肤红肿压痛,此时应怀疑存在

　　A. 颞下间隙感染　　　　　B. 颞间隙感染　　　　　C. 下颌下间隙感染

　　D. 咬肌间隙感染　　　　　E. 翼下颌间隙感染

60. 如下颌角区存在广泛凹陷性水肿,怀疑局部脓肿形成,此时最有效的检查方法为

　　A. 触诊　　　　　　　　　B. X线检查　　　　　　C. 粗针头穿刺

　　D. 化验　　　　　　　　　E. 观察体温变化

61. 此患者经治疗后,病情好转,仅有右下颌第三磨牙远中牙龈轻度压痛,此时合理的治疗为

　　A. 龈切消除盲袋　　　　　　　　　B. 局部冲洗上药

　　C. 拔除右下颌第三磨牙　　　　　　D. 口服抗生素继续抗炎治疗

　　E. 锻炼身体提高抵抗力

(62~65题共用题干)

　　患者,女性,46岁。1周前在上颌结节阻滞麻醉下拔除右上颌第一磨牙残根,4天前出现右面深方疼痛,开口困难,发热。检查:体温38.5℃,白细胞计数$6×10^9$/L,中性粒细胞78%,右上颌第一磨牙拔牙创基本愈合,右上颌结节后外方前庭沟丰满,压痛明显。

62. 此感染常可在口外何处观察到不太明显的肿胀

　　A. 颌下区　　　　　　　　B. 关节后区　　　　　　C. 下颌角区

　　D. 颧弓上下　　　　　　　E. 颊部

63. 此感染最可能的来源为

　　A. 其他部位感染血行扩散至此　　　　B. 拔牙创感染造成

　　C. 上颌结节阻滞麻醉污染造成　　　　D. 局部淋巴结炎造成

　　E. 拔牙时创伤造成的创伤性感染

64. 如局部脓肿形成,其切开部位应选在

　　A. 上颌结节后外方前庭沟　　　　　　B. 右上颌第一磨牙颊侧前庭沟

　　C. 翼下颌韧带内侧　　　　　　　　　D. 翼下颌韧带外侧

　　E. 咽旁黏膜

65. 切开后引流物为灰白污秽稀薄脓液且伴有明显腐臭,常提示为何种细菌感染

　　A. 链球菌　　　　　　　　B. 金黄色葡萄球菌　　　C. 混合性感染

　　D. 大肠埃希菌　　　　　　E. 铜绿假单胞菌

[B型题](66~70题,每题1分,共5分):每一道题有A、B、C、D、E五个备选答案,然后提出2~3个问题,共用这5个备选答案,答题时需要为每个题选择一个最合适的作为正确答案,填入答题卡。每个备选答案可以选择1次,1次以上或1次也不选。

(66~70题共用备选答案)

　　A. 眶下间隙　　　　　　　B. 颞下间隙　　　　　　C. 翼下颌间隙

　　D. 咬肌间隙　　　　　　　E. 下颌下间隙

66. 最易发生腺源性感染的间隙为

67. 在解剖上位于诸间隙中心位置的间隙是

68. 下牙槽神经阻滞麻醉如针头污染可造成的间隙感染为

69. 上颌尖牙及双尖牙的根尖化脓性炎症易造成哪个间隙感染

70. 造成下颌升支部边缘性骨髓炎最常见的间隙感染为

47

(五)简答题(每小题5分,共10分)

1. 口腔颌面部脓肿切开引流的指征和要求有哪些?

2. 简述腐败坏死性口底蜂窝织炎的临床特征及治疗要点。

参考答案

(一)名词解释

1. 智齿冠周炎:是指发生在阻生智齿牙冠周围软组织的化脓性炎症,临床上以下颌第三磨牙较多见,故又称下颌第三磨牙冠周炎。

2. 痈:相邻多数毛囊及其附件同时发生的急性化脓性炎症。

(二)填空题

1. 金黄色葡萄球菌、溶血性链球菌、大肠埃希菌、厌氧菌

2. 牙源性、腺源性、损伤性、血源性、医源性、牙源性

3. 局部清洁、避免刺激、严禁挤压、外敷中药

4. 脓肿切开、清除病灶

5. 红、肿、热、痛

(三)是非判断题

1. × 2. × 3. √ 4. × 5. √

(四)选择题

1.E	2.A	3.C	4.D	5.B	6.D	7.C	8.D	9.C	10.E
11.C	12.B	13.B	14.D	15.E	16.B	17.C	18.E	19.D	20.A
21.E	22.D	23.C	24.A	25.E	26.C	27.D	28.B	29.D	30.A
31.E	32.C	33.A	34.A	35.D	36.C	37.E	38.B	39.E	40.A
41.E	42.C	43.C	44.B	45.E	46.D	47.B	48.C	49.D	50.C
51.B	52.D	53.B	54.D	55.A	56.C	57.C	58.A	59.D	60.C
61.C	62.D	63.C	64.C	65.C	66.E	67.C	68.C	69.A	70.D

(五)简答题

1. 口腔颌面部脓肿切开引流的指征和要求有哪些?

答:(1)指征:①局部疼痛加重,并呈搏动性跳痛,炎症区皮肤发红、发亮,肿胀局限,压痛明显,有波动感形成。②深部脓肿可触及,或病变区有明显压痛点及指压处凹陷性水肿,穿刺抽出脓液者。③口底蜂窝组织炎,尤其是腐败坏死性感染或小儿颌周蜂窝组织炎,出现呼吸、吞咽困难者,应早期切开减压,以改善局部缺氧,排出毒素与坏死组织,防止呼吸道梗阻及炎症扩散。④脓肿已破溃,但引流不畅者。⑤结核性冷脓肿,保守治疗无效或行将破溃时,应予以切开引流。

要求:①切口部位应尽量位于脓肿最低处,以利于脓液的自然引流。②考虑外形及美观,切口应尽量选择隐蔽部位,一般首选经口内引流。③切口长度应由脓肿大小及深浅决定;注意避开神经、血管及腮腺导管等重要结构。④手术操作:切开皮肤及皮下组织,然后再钝性分离至脓腔,并扩大创口,如有多个脓腔存在,应通过同一切口逐一贯通每个脓腔,以利于引流。

2. 简述腐败坏死性口底蜂窝织炎的临床特征及治疗要点:

答:(1)特征:早期常在一侧舌下或下颌下区开始出现红肿和疼痛,而后很快扩散到口底

诸间隙,导致双侧舌下、颌下及颏部弥漫性肿胀,口底组织抬高,流涎,舌体被压迫后退,双侧颈上部皮肤肿胀,下颌下缘消失变粗呈牛颈状。患者不能说话、进食,吞咽及呼吸困难,全身中毒症状十分明显。严重者可出现三凹征。

治疗要点:可根据患者呼吸困难程度,考虑是否作气管切开术。采用静脉途径大剂量应用有效抗生素控制感染,全身给予支持治疗,适量应用激素以改善患者的全身状况。局部应及时作切开引流,并用3%双氧水或1:5000高锰酸钾溶液冲洗,以改善厌氧环境。创口内以橡皮管引流或盐水纱条填塞引流。

(王宁宁　张圣敏)

口腔颌面部损伤的处理

第一节 口腔颌面部损伤患者的急救

一、教学目标

1. 掌握窒息的临床表现并能做出正确判断。
2. 理解口腔颌面部损伤特点。
3. 理解口腔颌面部损伤所致危险因素：窒息、出血、休克、感染。
4. 能够运用所学理论知识对窒息、出血、休克、感染做出相应的急救治疗。

二、知识要点

1. 口腔颌面部损伤特点。
2. 窒息的定义与分类。
3. 窒息的原因及临床表现。
4. 窒息、出血、休克、感染的急救措施及治疗原则。

第二节 口腔颌面部各类软组织损伤的处理

一、教学目标

1. 掌握口腔颌面部损伤清创缝合术的操作步骤。
2. 熟悉舌、颊、腭等部位软组织损伤的处理原则。
3. 了解大面积损伤的急救原则。

二、知识要点

1. 口腔颌面部损伤清创缝合术的操作步骤。
2. 舌损伤的处理原则。
3. 颊部贯通伤的处理原则。
4. 腭损伤的处理原则。

第三节 口腔颌面部硬组织损伤的处理方法

一、教学目标

1. 掌握牙及牙槽突损伤的诊断及处理。
2. 熟悉上、下颌骨骨折的诊断方法。
3. 了解上、下颌骨骨折的治疗方法。
4. 了解颅脑损伤的诊断方法。

二、知识要点

1. 牙损伤的分类、临床表现、诊断要点、治疗原则。
2. 牙槽突损伤的临床表现、诊断要点、治疗原则。
3. 上、下颌骨骨折分类与临床表现、诊断要点、治疗原则。
4. 颅脑损伤的诊断方法。

（刘俊红　王宁宁）

第六单元 口腔颌面部损伤的处理自测题

(一) 名词解释（每小题 2 分，共 4 分）

1. 清创术
2. 颌间牵引

(二) 填空题（每空 1 分，共 20 分）

1. 在口腔颌面外伤中，窒息按其原因可分为_____、_____两大类。
2. 口腔颌面部损伤出现的休克主要有_____和_____两种，抗休克的主要目的为_____。
3. 创伤性出血的止血方法有_____、_____、_____。
4. 上颌骨骨折分为_____、_____、_____。
5. 下颌骨骨折的好发部位为_____、_____、_____、_____。
6. 双侧髁状突发生骨折时，前牙咬合关系为_____，后牙咬合关系为_____。
7. 目前颌面外科在颌骨骨折处理中常使用的固定方法有_____、_____和_____。

(三) 是非判断题（每小题 1 分，共 5 分）

1. 上颌骨Ⅰ型骨折又称上颌骨锥形骨折。
2. 上颌骨骨折时如伴发颅底骨折，易发生脑脊液漏。
3. 口腔颌面部损伤创口初期缝合期限和身体其他部位一样，伤后立即缝合。
4. 舌损伤缝合时，应注意保留舌的长度和活动度，将创口按前后纵行方向缝合。
5. 牙完全离体脱位后，就不能再植治疗，缺失部位只能镶牙修复。

(四) 选择题（每小题 1 分，共 50 分）

[A₁ 型题]（1～28 题，每题 1 分，共 28 分）：每一道题下面有 A、B、C、D、E 五个备选答案，

从中选择一个最佳答案,填入答题卡。

1. 关于口腔颌面部血运与颌面部创伤的关系,以下哪种说法不正确
   A. 伤后出血多或易形成血肿
   B. 组织水肿快且重
   C. 可影响呼吸道通畅,甚至引起窒息
   D. 初期缝合时间不可超过伤后 24h
   E. 口腔颌面部血运丰富,有益于创口的愈合

2. 判断窒息最有力的依据是
   A. 烦躁不安
   B. 呼吸急促
   C. 吸气时锁骨上、肋间隙、剑突下出现凹陷
   D. 出冷汗、脉速
   E. 鼻翼扇动

3. 在颈总动脉压迫止血时,可能刺激哪种结构而导致心律失常,血压下降
   A. 颈外动脉　　　　　B. 颈内静脉　　　　　C. 颈内动脉
   D. 颈动脉窦　　　　　E. 迷走神经

4. 口腔颌面部血运丰富,伤后易发生出血,最有效可靠的止血方法是
   A. 指压止血法　　　　B. 包扎止血法　　　　C. 填塞止血法
   D. 结扎止血法　　　　E. 药物止血法

5. 关于颌面外伤伴休克,以下哪种说法不准确
   A. 休克发生很常见
   B. 主要为创伤性和失血性休克
   C. 抗休克的目的是恢复组织灌流量
   D. 对创伤性休克主要采用安静、镇痛、止血、补液等方法
   E. 对失血性休克以补充血容量为根本措施

6. 关于脑震荡哪种说法不准确
   A. 可发生短暂的意识障碍　　　　　　B. 可有逆行性遗忘
   C. 有脑组织的实质性损害　　　　　　D. 可在短期内自行好转
   E. 醒后可有恶心、呕吐

7. 当患者出现脑脊液瘘时,以下哪种说法不正确
   A. 可有脑脊液耳瘘和脑脊液鼻瘘
   B. 出现后尽早压迫瘘口以免脑脊液丢失
   C. 应保持耳、鼻道的清洁
   D. 不应冲洗耳鼻道
   E. 脑脊液在滤纸上表现为被水湿润的环形红晕

8. 关于舌损伤,以下哪项描述是错误的
   A. 舌部血运丰富,抗感染与再生能力强　　B. 离断的舌体无望成活
   C. 缝合时尽量保持舌的纵向长度　　　　　D. 缝合时宜用粗丝线
   E. 线结结扎不宜过紧

9. 牙槽骨骨折最多发于

A. 上颌后牙　　　　　　B. 下颌后牙　　　　　　C. 上颌前牙

D. 下颌前牙　　　　　　E. 上下颌前牙

10. 颧弓骨折时出现张口受限是由于

A. 局部出血　　　　　　B. 局部水肿　　　　　　C. 颧弓塌陷压迫喙突

D. 颧弓塌陷压迫髁突　　E. 肌肉痉挛

11. 以下哪项不属于下颌骨骨折好发部位

A. 正中联合部　　　　　B. 颏孔区　　　　　　　C. 下颌角区

D. 下颌孔区　　　　　　E. 髁状突颈部

12. 判断颌骨骨折复位正确与否的标准是

A. 骨折断端之间 2/3 复位　　　　　　B. 能正常张闭口

C. 骨断端之间无异常动度　　　　　　D. 咬合关系恢复正确

E. 骨折线上的牙保留完好

13. 运送口腔颌面部损伤患者时,应首先注意

A. 保持呼吸道通畅　　　B. 保护颈椎　　　　　　C. 防止头的摆动

D. 随时观察患者伤情变化　E. 及时采用脱水治疗

14. 上颌骨骨折,骨折块最可能发生移位的方向是

A. 前上　　　B. 后下　　　C. 前方　　　D. 后上　　　E. 左右

15. 颌骨骨折临床上最具特征性的症状是

A. 咬合错乱　　　　　　B. 局部皮下瘀血　　　　C. 局部肿胀

D. 有明确外伤史　　　　E. 自诉局部疼痛

16. 下颌骨骨折线位于咬肌和翼内肌附着之前,骨折可能的移位方向是

A. 后骨折段向上前移位,前骨折段向下内移位

B. 后骨折段向下内移位,前骨折段向上前移位

C. 后骨折段向前移位,前骨折段向后移位

D. 后骨折段向后移位,前骨折段向前移位

E. 可不发生移位

17. 颌骨骨折治疗的首要步骤是

A. 颌间固定　　　　　　B. 正确的复位　　　　　C. 拔除骨折线上的牙齿

D. 骨间固定　　　　　　E. 固定松动牙

18. 下颌骨骨折不易发生的临床体征是

A. 咬合关系紊乱　　　　B. 眼镜征　　　　　　　C. 骨折异常动度

D. 出血和血肿　　　　　E. 牙龈撕裂

19. 颌骨骨折复位的重要标准是

A. 恢复面部外形　　　　　　　　　　B. 恢复咬合关系

C. 骨折断端固定良好　　　　　　　　D. X 线片示骨断端对合良好

E. 咀嚼功能良好

20. 牙槽突骨折最主要的临床表现是

A. 牙龈撕裂　　　　　　　　　　　　B. 牙龈出血

C. 牙齿脱落　　　　　　　　　　　　D. 牙折

E. 摇动一个牙时,邻近数牙及骨折片随之移动

21. 颌面外伤清创时只能清除下述哪种组织
    A. 坏死组织　　　　　B. 污染组织　　　　　C. 多余组织
    D. 不整齐组织　　　　E. 可能坏死的组织

22. 口腔颌面部外伤昏迷的患者,正确的运送体位是
    A. 仰卧位　　　　　　B. 仰卧头侧位　　　　C. 侧位
    D. 俯卧额垫高　　　　E. 俯卧头侧位

23. 口腔颌面部挫伤形成较大血肿时,应进行以下哪一项处理
    A. 尽早进行热敷,促进血肿吸收或消散
    B. 尽早进行理疗,促进血肿吸收或消散
    C. 早期切开、建立引流,应用抗菌药物控制感染
    D. 无菌条件下,用粗针头将血液抽出,然后加压包扎,应用抗菌药物
    E. 直接加压包扎,然后应用抗菌药物控制感染

24. 以下哪种对紧急呼吸道梗阻患者无意义
    A. 人工呼吸　　　　　B. 气管切开　　　　　C. 环甲膜穿刺
    D. 插入咽导管　　　　E. 环甲膜切开

25. 吸入性窒息最有效的抢救措施为
    A. 清除口、鼻及咽喉部堵塞的异物　　　B. 将舌牵出口外
    C. 将患者头偏向一侧或采取俯卧位　　　D. 插入通气导管
    E. 立即行气管切开

26. 一患者因舌外伤致比较严重的出血,急诊止血的方法是
    A. 注射止血药物　　　B. 纱布填塞　　　　　C. 颈外动脉结扎
    D. 指压患者颈总动脉　E. 缝合止血

27. 一患者头面部外伤,昏迷约 5min,清醒后对伤时情况不能回忆,主诉头痛及头晕,但检查无神经系统阳性体征,其诊断中应包括
    A. 脑震荡　　　　　　B. 脑挫裂伤　　　　　C. 硬脑膜外血肿
    D. 颅底骨折　　　　　E. 脑膜炎

28. 关于口腔颌面外科清创缝合的原则,以下哪项是错误的
    A. 彻底清创但应尽量保留尚有生理功能的组织
    B. 受伤 24h 以后的创口均不能进行初期缝合
    C. 组织器官与解剖标志应准确对位
    D. 操作要轻柔,缝合应细致,以免加重畸形与功能障碍
    E. 清创缝合时应注意面部容貌与生理功能的整复与重建

[A₂ 型题](29～34 题,每题 1 分,共 6 分):**每一道试题以一个病例出现,其下面均有 A、B、C、D、E 五个备选答案,从中选择一个最佳答案,填入答题卡。**

29. 患者因外伤所致上颌骨骨折,骨折块向下移位,现场预防窒息的急救处理应是
    A. 紧急从鼻腔气管插管,保持呼吸道通畅
    B. 紧急气管切开
    C. 使用呼吸兴奋剂
    D. 复位上颌骨块,利用压舌板等物作颅上颌固定
    E. 维持患者于头低脚高位

30. 患者额颞部外伤出血,为了暂时止血,行压迫止血的合理部位是
    A. 耳屏前区域　　　　　　　　　　B. 颈动脉三角区
    C. 颈外动脉走行区　　　　　　　　D. 下颌下缘与咬肌附着前缘交界处
    E. 下颌角区

31. 患者系行进中不慎跌倒,摔伤面部。检查见皮肤表层破损,少量出血,创面可见泥沙黏附。其确切的诊断应该是面部皮肤
    A. 擦伤　　　　　　　B. 挫伤　　　　　　　C. 挫裂伤
    D. 撕裂伤　　　　　　E. 刺伤

32. 患者,男性,39 岁,骑自行车摔倒,颏部跌伤,检查见颏部软组织撕裂伤,耳前区疼痛肿胀,前牙开殆,后牙早接触。最可能的诊断是
    A. 下颌骨正中骨折　　　B. 下颌骨颏孔区骨折　　C. 下颌角骨折
    D. 下颌骨髁颈部骨折　　E. 下颌骨喙突骨折

33. 患者不慎跌倒致上前牙损伤,主诉左上中切牙疼痛和松动,牙冠外露部分较短,位置低于咬合平面,但牙冠形态完整,松动Ⅰ°,牙龈稍有撕裂,但其他牙齿未见异常,其临床诊断是
    A. 牙挫伤　　　　　　B. 牙脱位　　　　　　C. 冠折
    D. 根折　　　　　　　E. 冠根折

34. 患者颧骨粉碎性骨折,其复位方法应选用
    A. 上颌窦填塞　　　　B. 颌间牵引　　　　　C. 切开复位内固定
    D. 颅颌固定　　　　　E. 手法复位

[**A₃/A₄ 型题**](35～41 题,每题 1 分,共 7 分):**下列试题,每组题都有一段共用题干病例描述,然后提出两个或三个与病例有关的问题,每个问题有 A、B、C、D、E 五个备选答案,答题时,每道题只允许从五个备选答案中选一个最合适的作为正确答案,填入答题卡。**

(35～37 题共用题干)

患者,男性,24 岁。被人用刀划伤左面部,流血不止。检查见左耳前区皮肤有长约 6cm 的纵形伤口,深达肌肉前层,创缘整齐,有活动性出血。

35. 此患者最确切的诊断是
    A. 挫伤　　　　　　　B. 挫裂伤　　　　　　C. 切割伤
    D. 撕裂伤　　　　　　E. 刺伤

36. 如有致命血管断裂,最好采用以下哪种止血方法
    A. 指压止血　　　　　B. 包扎止血　　　　　C. 填塞止血
    D. 结扎止血　　　　　E. 药物止血

37. 应采取的处理措施是
    A. 清创探查,尽快缝合,之后局部加压包扎
    B. 局部消毒,加压包扎
    C. 暴露创口,全身应用抗生素
    D. 创面用油纱布覆盖
    E. 加压包扎并全身应用抗生素

(38～41 题共用题干)

患者被他人拳击伤及上中切牙,自觉患牙伸长和松动并有咬合痛,检查见上中切牙无明

显移位,叩(+)~(++),松Ⅱ°。

38. 根据临床表现,该病例的临床诊断属于上中切牙

    A. 冠根析   B. 根析   C. 冠折

    D. 牙挫伤   E. 脱位

39. 根尖片示牙周膜宽,并证实未见根折,检查未见咬合干扰,处理的方法应该是

    A. 不作特殊处理,上前牙不咀嚼食物

    B. 使用釉质黏合剂将患牙与邻牙固定

    C. 使用单颌固定方法固定患牙

    D. 磨改对颌牙益于患牙充分休息

    E. 拔除患牙,待创口愈合好,义齿修复

40. 若根尖片表明,右上中切牙已经存在明显移位情况,未见牙折,应采用的治疗方法是

    A. 不作特殊处理

    B. 在现有位置固定患牙

    C. 局麻下将患牙复位,再与邻牙固定

    D. 上中切牙复位固定,再行右上中切牙根管治疗

    E. 拔除右上中切牙,再行左上中切牙与邻牙固定

41. 若根据上一题情况所采用的固定处理,那么患者的固定应该是

    A. 1 周   B. 2~3 周   C. 4 周

    D. 5~6 周   E. 7~8 周

[B 型题](42~50 题,每题 1 分,共 9 分):每一道题有 A、B、C、D、E 五个备选答案,然后提出 2~3 个问题,共用这 5 个备选答案,答题时需要为每个题选择一个最合适的作为正确答案,填入答题卡。每个备选答案可以选择 1 次,1 次以上或 1 次也不选。

(42~46 题共用备选答案)

    A. 口腔颌面部血运丰富   B. 口腔颌面部腔窦多

    C. 上下颌骨上的牙齿   D. 口腔是消化道的入口

    E. 颌骨部有腮腺、面神经和三叉神经等重要组织结构

42. 外伤后容易发生窒息的原因之一是

43. 外伤后容易发生休克的原因是

44. 可作为"二次弹片"造成组织损伤的是

45. 容易引起伤口感染的原因是

46. 较严重的颌面部外伤可导致涎瘘、面瘫的原因是

(47~50 题共用备选答案)

    A. LeFort Ⅰ 型骨折   B. LeFort Ⅱ 型骨折   C. LeFort Ⅲ 型骨折

    D. 不对称型骨折   E. 纵行骨折

47. 腭中缝裂开属

48. 骨折线从梨状孔下方,牙槽突上方两侧水平方向延伸至上颌翼突缝属

49. 两侧骨折线不在同一平面属

50. 自鼻额缝向两侧横过鼻梁、眶内壁、眶底、颧上颌缝,沿上颌骨侧壁达翼突属

（五）简答题(共 12 分)

1. 简述口腔颌面部损伤的特点。(6 分)

2. 简述阻塞性窒息的急救处理原则。(3 分)

3. 简述舌损伤的处理原则。(3 分)

（六）病例分析题(共 9 分)

患者,男,37 岁。

主诉:摔伤后牙咬合错乱 1h。

现病史:1h 前,患者因醉酒摔倒在水泥台上,颏部触地,造成颏部外伤,牙不能对殆。速拨"120"到医院急救,给予创口清创逢合。全身无明显不适。

检查:全身检查未见异常。双侧颞下颌关节区肿胀,有压痛,双侧髁状突张闭口时活动明显减弱,颏下有一创口,长约 4.0cm,深达骨面,未见骨折。开口度 1.0cm,开口型不偏斜,咬合关系紊乱,下颌不能做前伸运动,前牙开殆,双侧后牙有早接触,侧向运动受限。

提问:

1. 患者诊断是什么?

2. 因何原因导致双侧下颌骨髁状突颈部骨折后会出现后牙早接触、前牙开殆的现象?

3. 还需做何检查?

4. 简述该患者的治疗方法。

（王宁宁　刘俊红）

参 考 答 案

（一）名词解释

1. 清创术:是预防创口感染和促进组织愈合的基本方法,包括对创口四周皮肤的冲洗,清除创口血块、异物,切除坏死组织,及缝合伤口等步骤。

2. 颌间牵引:在上下颌牙列上分别安置有挂钩的牙弓夹板,根据骨折段需复位的方向,在上、下颌牙弓夹板的挂钩套上橡皮圈作牵引,使其逐渐恢复到正常咬合的位置,它既有牵引作用,牵引到位后也有固定作用。

（二）填空题

1. 阻塞性窒息、吸入性窒息

2. 创伤性休克、失血性休克、恢复组织灌流量

3. 压迫止血、结扎止血、药物止血

4. LeFort Ⅰ 型骨折、LeFort Ⅱ 型骨折、LeFort Ⅲ 型骨折

5. 下颌颏孔区、颏正中区、髁状突颈部区、下颌角区

6. 开殆、早接触

7. 单颌固定、颌间固定、坚固内固定

（三）是非判断题

1. ×　　2. √　　3. ×　　4. √　　5. ×

（四）选择题

1. D	2. C	3. D	4. D	5. A	6. C	7. B	8. B	9. C	10. C
11. D	12. D	13. A	14. B	15. A	16. A	17. B	18. B	19. B	20. E
21. A	22. D	23. D	24. A	25. E	26. E	27. A	28. B	29. D	30. A

31. A　32. D　33. B　34. A　35. C　36. D　37. A　38. D　39. C　40. C

41. B　42. D　43. A　44. C　45. B　46. E　47. E　48. A　49. D　50. B

(五)简答题

1. 简述口腔颌面部损伤的特点。

答:①口腔颌面部血运丰富,伤口出血较多或易形成血肿,组织水肿反应快而重,可影响呼吸道通畅,引起窒息。②口腔颌面损伤时常累及牙,牙齿可因致伤物的打击而发生牙折、脱位,这些损伤的牙齿可将牙齿上的牙结石及细菌带入深层组织,引起创口感染。③易并发颅脑损伤。④有时伴有颈部伤。⑤易发生窒息。⑥口腔颌面部腔窦多易发生感染。⑦其他解剖结构损伤。⑧影响进食和口腔卫生。⑨面部畸形。

2. 简述阻塞性窒息的急救处理原则。

答:①及早清理口、鼻腔及咽喉部异物。②将后坠的舌牵出。③悬吊下坠的上颌骨骨块。④插入通气导管保持呼吸道通畅。⑤必要条件下行气管切开术。

3. 简述舌损伤的处理原则。

答:①缝合伤口尽量保持舌的长度,按前后方向缝合。②当舌缘组织与邻近牙龈、口底黏膜均有创面时,应分别缝合;若不能同期关闭所有创面,应先缝合舌创面。③缝合时尽量选用较粗的丝线,进针点距创缘要大,深度要深,打三叠结,采用褥式加间断缝合。

(六)病例分析题

1. 诊断:上颌骨骨折。

2. 双侧髁突颈部骨折患者,下颌不能作前伸运动,由于生颌肌群的牵拉,下颌支向后上移位,导致后牙早接触,前牙开合,侧方运动受限。

3. 检查:X线平片、上颌骨 CT 平扫＋三维 CT 重建

4. 治疗:手术切开复位＋内固定。

(王宁宁　张圣敏)

第七单元

口腔颌面部肿瘤的诊断与治疗

第一节　口腔颌面部囊肿的诊断与治疗

一、教学目标

1. 熟悉口腔颌面部囊肿的临床表现及诊断要点。
2. 了解口腔颌面部囊肿的发病因素。
3. 了解口腔颌面部囊肿的治疗。

二、知识要点

1. 口腔颌面部囊肿的病因与发病条件。
2. 口腔颌面部囊肿的类型及特点：
(1)软组织囊肿。
(2)颌骨囊肿。
3. 口腔颌面部囊肿患者的病史采集、诊断、治疗方法。

第二节　口腔颌面部良性肿瘤和瘤样病变的诊断与治疗

一、教学目标

1. 熟悉口腔颌面部常见良性肿瘤和瘤样病变的临床表现及诊断要点。
2. 了解口腔颌面部良性肿瘤和瘤样病变的发病因素。
3. 了解口腔颌面部良性肿瘤和瘤样病变的治疗。
4. 了解口腔颌面部良性肿瘤的预防措施。
5. 能够运用所学理论知识对口腔颌面部良性肿瘤患者进行病史采集和正确检查。

二、知识要点

1. 概述口腔颌面部良性肿瘤的特点。
2. 常见的口腔颌面部良性肿瘤(成釉细胞瘤、血管瘤、牙龈瘤、色素痣等)的临床特点、辅助检查方法、诊断、治疗原则。

第三节 口腔颌面部恶性肿瘤的诊断与治疗

一、教学目标

1. 熟悉口腔颌面部常见恶性肿瘤的临床表现及诊断要点。
2. 了解口腔颌面部恶性肿瘤的发病因素。
3. 了解口腔颌面部恶性肿瘤的治疗原则。
4. 了解口腔颌面部恶性肿瘤的预防措施。
5. 能够运用所学理论知识对口腔颌面部恶性肿瘤患者进行病史采集和正确检查。

二、知识要点

1. 口腔颌面部恶性肿瘤的特点,口腔良、恶性肿瘤的鉴别要点。
2. 常见的口腔颌面部恶性肿瘤(舌癌、牙龈癌、颊黏膜癌、腭癌、口底癌、唇癌、皮肤癌、恶性黑色素瘤等)的临床特点、辅助检查方法、诊断、治疗原则。

(刘俊红 王宁宁)

第七单元 口腔颌面部肿瘤的诊断与治疗自测题

(一)名词解释(每小题 5 分,共 15 分)

1. 交界痣

2. 根端囊肿

3. 甲状舌管囊肿

(二)填空题(每空 1 分,共 15 分)

1. 脉管畸形分为_____、_____、_____、_____、_____。

2. 口腔颌面部恶性肿瘤以最为常见_____,其次为_____、_____;较少见_____。

3. 恶性肿瘤的临床病理表现_____、_____、_____。

4. 舌癌好发部位_____、_____、_____。

(三)是非判断题(每题 1 分,共 5 分,对者划√,错者划×)

1. 舌癌在晚期发生转移。

2. 皮肤基底细胞癌晚期可发生远位转移。

3. 恶性黑色素瘤尽量不作组织活检。

4. 成釉细胞瘤属临界瘤,局部呈浸润生长,切缘要求在肿瘤外正常组织 0.1cm 处。

5. 除根端囊肿外,含牙囊肿、始基囊肿均可能转化为成釉细胞瘤。

(四)选择题(每小题 1 分,共 35 分)

[A₁ 型题](1～18 题,每题 1 分,共 18 分):**每一道题下面有 A、B、C、D、E 五个备选答案,从中选择一个最佳答案,填入答题卡。**

1. 口腔颌面部恶性肿瘤以下哪种最为常见
   A. 腺源性上皮癌   B. 鳞状上皮细胞癌   C. 未分化癌
   D. 各类肉瘤   E. 恶性淋巴瘤

2. 口腔颌面部恶性肿瘤在我国最好发的是

    A. 牙龈癌　　　　　　　　B. 上颌窦癌　　　　　　　　C. 腭癌

    D. 舌癌　　　　　　　　　E. 颊癌

3. 以下哪项不是良性肿瘤的特征

    A. 一般生长较慢

    B. 细胞分化好,细胞形态和结构与正常相似

    C. 多呈浸润性生长

    D. 一般对机体无影响

    E. 一般不发生转移

4. 皮样囊肿与表皮样囊肿的主要区别是

    A. 皮样囊肿的囊壁不含皮肤附属结构

    B. 表皮样囊肿含一种或多种皮肤附属结构

    C. 表皮样囊肿内含角化物

    D. 皮样囊肿内不含角化物

    E. 皮样囊肿含一种或多种皮肤附属结构,表皮样囊肿不含

5. 属于牙源性囊肿的是

    A. 球上颌囊肿　　　　　　B. 始基囊肿　　　　　　　　C. 鼻唇囊肿

    D. 上腭正中囊肿　　　　　E. 鳃裂囊肿

6. 下列情况哪一种是皮脂腺囊肿所特有的表现

    A. 常见于面部　　　　　　　　　　　B. 发生缓慢

    C. 囊壁与皮肤粘连,中央可有一色素点　D. 质地软,无压痛

    E. 边界清楚,可活动

7. 以下哪一项是皮样、表皮样囊肿所独有的特征

    A. 生长缓慢　　　　　　　　　　　　B. 多见于儿童、青年

    C. 触诊坚韧而有弹性,似面团样　　　　D. 境界清

    E. 一般无自觉症状

8. 口腔颌面部恶性黑色素瘤临床特点中,错误的一项是

    A. 肿瘤生长迅速,常向四周扩散

    B. 常发生广泛转移

    C. 诊断主要根据色素瘤的临床表现及症状,不宜活检

    D. 口腔内恶性黑色素瘤多发生于牙龈、腭部及颊部的黏膜

    E. 对放疗高度敏感,故治疗以放疗为主

9. 瘤与肉瘤的根本区别在于

    A. 生长方式　　　　　　　B. 组织学来源　　　　　　　C. 发病年龄

    D. 临床症状　　　　　　　E. 对全身的影响

10. 关于牙龈瘤的治疗,以下哪种正确

    A. 行单纯摘除术即可

    B. 切除瘤体及其周围的牙龈

    C. 做瘤区的颌骨方块切除

    D. 切除瘤体、周围牙龈、拔除波及牙和牙周膜,并切除邻近的骨膜与牙槽骨

E. 切除瘤体、周围牙龈、拔除波及牙和牙周膜

11. 更易转变为恶性黑色素瘤的是
    A. 交界痣　　　　　　　B. 皮内痣　　　　　　　C. 混合痣
    D. 毛痣　　　　　　　　E. 雀斑样色素痣

12. 具有浸润性生长的肿瘤为
    A. 海绵状血管瘤　　　　B. 囊性水瘤　　　　　　C. 成釉细胞瘤
    D. 牙龈瘤　　　　　　　E. 蔓状血管瘤

13. 以下哪种囊肿不会发生成釉细胞瘤变
    A. 始基囊肿　　　　　　B. 含牙囊肿　　　　　　C. 牙源性角化囊性瘤
    D. 根尖囊肿　　　　　　E. 鼻腭囊肿

14. 以下口腔恶性肿瘤中最易发生颈淋巴结转移的是
    A. 牙龈癌　　　　　　　B. 上颌窦癌　　　　　　C. 腭癌
    D. 舌癌　　　　　　　　E. 颊癌

15. 以下关于成釉细胞瘤的说法,以下哪种是错误的
    A. 是最常见的牙源性肿瘤　B. 属"临界瘤"　　　　C. 有浸润性生长的特性
    D. 生长缓慢　　　　　　E. 上颌骨比下颌骨多发

16. 以下哪种不属于癌前病变
    A. 鲜红斑痣　　　　　　B. 白斑　　　　　　　　C. 红斑
    D. 扁平苔藓　　　　　　E. 乳头状瘤

17. 有复发性和癌变能力的囊肿或瘤样病变是
    A. 始基囊肿　　　　　　B. 含牙囊肿　　　　　　C. 牙源性角化囊性瘤
    D. 根尖囊肿　　　　　　E. 鼻腭囊肿

18. 牙源性角化囊性瘤最好发的部位是
    A. 上颌结节　　　　　　B. 上颌骨体　　　　　　C. 下颌正中部
    D. 下颌第三磨牙区及升支　E. 下颌颏孔区

[A₂型题](19～24题,每题1分,共6分):每一道试题以一个病例出现,其下面均有A、B、C、D、E五个备选答案,从中选择一个最佳答案,填入答题卡。

19. 患者,女性,7岁。左上颈部肿物1年,有反复消长史,特别是感冒时增大。临床触诊质软,囊性感明显,穿刺液为透明、淡黄色水样清亮液体。最有可能的诊断为
    A. 囊性水瘤　　　　　　B. 颌下腺囊肿　　　　　C. 舌下腺囊肿口外型
    D. 第二鳃裂囊肿　　　　E. 甲状舌管囊肿

20. 患者,男,45岁,右舌中1/3边缘出现溃疡1个月,扩展较快,伴疼痛。近1周出现右下颌下淋巴结肿大,临床诊断最大可能的是
    A. 鳞状细胞癌　　　　　B. 创伤性溃疡　　　　　C. 结核性溃疡
    D. 恶性淋巴瘤　　　　　E. 复发性阿弗他溃疡

21. 患者,男性,6岁。右颌下区反复肿胀多次,2天前再次发作,病程进展快,开口受限。X线片示右下颌角处沿颌骨长轴单囊影像,右下智齿受压位于下颌下缘。该患者的诊断最有可能是
    A. 右下智齿冠周炎继发颌骨骨髓炎　　　B. 右下颌含牙囊肿
    C. 右下颌中央性癌　　　　　　　　　　D. 右下颌牙源性角化囊性瘤合并感染

E. 右下颌成釉细胞瘤

22. 患者,女性,27岁。发现左下后牙牙槽骨明显向内外膨隆,后牙松动。X线片示左下颌磨牙区颌骨呈蜂房样改变,房差悬殊,病变区牙根有锯齿状吸收。该患者最有可能的诊断是

    A. 左下颌骨骨肉瘤　　　　　　　　　B. 左下颌牙源性角化囊性瘤

    C. 左下颌中枢性癌　　　　　　　　　D. 左下颌骨巨细胞瘤

    E. 左下颌成釉细胞瘤

23. 患者,男性,28岁。诊断为下颌骨成釉细胞瘤,其穿刺液可能为

    A. 黄褐色液体,可有胆固醇结晶　　　B. 血性液体不凝固

    C. 黄色样清亮液体　　　　　　　　　D. 蛋清样黏稠可拉丝液体

    E. 乳白色豆腐渣样物

24. 口底囊肿囊腔内充满白色豆腐渣样物质,镜下见角化覆层鳞状上皮衬里,囊壁内含有皮肤附属器。最可能的病理诊断是

    A. 口底囊肿　　　　　B. 表皮样囊肿　　　　　C. 皮样囊肿

    D. 畸胎样囊肿　　　　E. 甲状舌管囊肿

[A₃/A₄型题](25~31题,每题1分,共7分):下列试题,每组题都有一段共用题干病例描述,然后提出与病例有关的问题,每个问题有 A、B、C、D、E 五个备选答案,答题时,每道题只允许从五个备选答案中选一个最合适的作为正确答案,填入答题卡。

(25~31题共用题干)

患者,女性,35岁。主诉因左下颌区无痛性肿胀3年就诊,不伴左下颌疼痛及麻木。临床查见左下颌角明显膨隆,皮肤色、温均正常,无波动感。口内左下磨牙区龈颊丰满,舌侧膨隆明显,触有乒乓球感,黏膜无破溃。

25. 最不可能的诊断是

    A. 牙源性角化囊性瘤　　　B. 成釉细胞瘤　　　　　C. 中心性颌骨癌

    D. 含牙囊肿　　　　　　　E. 始基囊肿

26. 为了进一步确诊,接下来做哪项检查

    A. 细针吸细胞学检查　　B. X线颌骨平片或 CT　　C. 血管造影

    D. B超　　　　　　　　　E. 组织活检术

27. 以下 X线片表现,哪项最不符合成釉细胞瘤的 X线特征

    A. 多房且房室大小相差悬殊　　　　　B. 牙根有锯齿状吸收

    C. 肿瘤边缘皮质骨局部硬化　　　　　D. 肿瘤内可见钙化影

    E. 肿瘤所在的骨皮质膨隆

28. 如果诊断为成釉细胞瘤,手术切除要求在

    A. 肿瘤外正常组织 0.5cm 处　　　　　B. 肿瘤外正常组织 2.0cm 处

    C. 肿瘤边缘　　　　　　　　　　　　D. 肿瘤外正常组织 0.2cm 处

    E. 肿瘤外正常组织 1.0cm 处

29. 如果穿刺囊液含有皮脂样物质,可能是

    A. 中心性颌骨癌　　　　B. 成釉细胞瘤　　　　　C. 牙源性角化囊性瘤

    D. 含牙囊肿　　　　　　E. 始基囊肿

30. 下列颌骨囊肿可能具有转化或伴有成釉细胞瘤存在,除外

A. 牙源性角化囊性瘤　　　B. 成釉细胞瘤　　　　　C. 始基囊肿

D. 含牙囊肿　　　　　　　E. 根端囊肿

31. 牙源性角化囊性瘤手术不彻底易复发的原因是

A. 囊壁薄　　　　　　　　　　　　B. 肿瘤内可见钙化影

C. 穿刺囊液含有皮脂样物质　　　　D. 有子囊,具有侵袭性

E. 好发部位在下颌磨牙区

[B 型题](32～35 题,每题 1 分,共 4 分):每一道题有 A、B、C、D、E 五个备选答案,共用这 5 个备选答案,答题时需要为每个题选择一个最合适的作为正确答案,填入答题卡。每个备选答案可以选择 1 次,1 次以上或 1 次也不选。

(32～35 题共用备选答案)

A. 黏液囊肿　　　　　B. 含牙囊肿　　　　　C. 牙源性角化囊性瘤

D. 根尖囊肿　　　　　E. 鳃裂囊肿

32. 属于炎症性囊肿的是

33. 属于潴留性囊肿的是

34. 最易发生成釉细胞瘤变的囊肿是

35. 最易复发或癌变的肿瘤是

(五) 简答题(30 分)

1. 良性肿瘤与恶性肿瘤的鉴别是什么?(10 分)

2. 简述鳃裂囊肿的几种来源及每种鳃裂囊肿的解剖学位置。(10 分)

3. 简述综合序列治疗。(10 分)

参 考 答 案

(一) 名词解释

1. 交界痣:因痣细胞集中分布在表皮和真皮的交界位置,故名交界痣。

2. 根端囊肿:由根尖部的肉芽肿,根尖慢性炎症的刺激而引起的牙周膜内残余上皮增生,增生的上皮团中央发生变性和液化,周围组织不断渗出,逐渐形成囊肿。

3. 甲状舌管囊肿:胚胎时甲状舌管退化不全,残留上皮而形成的囊肿。

(二) 填空题

1. 微静脉畸形、静脉畸形、动静脉畸形、淋巴管畸形、混合脉管畸形

2. 鳞状细胞癌、腺源性上皮癌、未分化癌、肉瘤

3. 浸润型、外生型、溃疡型

4. 舌缘、舌尖、舌背

(三) 是非判断题

1. ×　　2. ×　　3. √　　4. ×　　5. √

(四) 选择题

1. B　　2. D　　3. C　　4. E　　5. B　　6. C　　7. C　　8. E　　9. B　　10. D

11. A　　12. C　　13. D　　14. D　　15. E　　16. A　　17. C　　18. D　　19. D　　20. A

21. D　　22. E　　23. A　　24. C　　25. B　　26. B　　27. C　　28. A　　29. C　　30. E

31. D　　32. D　　33. A　　34. B　　35. C

（五）简答题

1. 良性肿瘤与恶性肿瘤的鉴别是什么？

答：

	良性肿瘤	恶性肿瘤
发病年龄	可发生于任何年龄	癌多见于老年；肉瘤多见于青壮年
生长方式	膨胀性生长	浸润性生长
生长速度	一般慢	一般快
与周围组织关系	界限较清,可移动	界限不清,活动受限
症状	一般无症状	常有局部疼痛、麻木、头痛、张口受限、面瘫、出血等
转移	无	常发生转移
对机体的影响	一般无影响	影响大,常因发展迅速,转移而死亡
组织学结构	细胞分化良好	细胞分化差,细胞形态和结构呈异型性治疗
效果及预后	一般不复发,治愈率高	早期根治,疗效好,晚期易复发

2. 简述鳃裂囊肿的几种来源及每种鳃裂囊肿的解剖学位置。

答：有第一、二、三、四鳃裂四种来源：

(1) 第一鳃裂来源的鳃裂囊肿位于下颌角以上及腮腺区。

(2) 第二鳃裂来源的鳃裂囊肿位于颈上部,肩胛舌骨肌水平以上。

(3) 第三、四鳃裂来源的鳃裂囊肿位于颈根部,锁骨上区。

3. 简述综合序列治疗。

答：在有条件时,应请有关肿瘤专业人员共同研究讨论,根据患者全身情况,针对不同性质的肿瘤和发展的不同阶段,有计划和合理地利用现有技术手段,因人而异制定出一个合理的个体化治疗方案；其特点不但是个体的、综合的,而且应当是治疗方法综合有序的。

（张圣敏　王宁宁）

第八单元

唾液腺疾病的诊断与治疗

第一节　唾液腺炎症的诊断与治疗

一、教学目标

1. 掌握急、慢性腮腺炎的临床表现及诊断要点。
2. 掌握下颌下腺炎的临床表现及诊断要点。
3. 熟悉急、慢性腮腺炎的鉴别诊断及治疗原则。
4. 了解急、慢性腮腺炎的病因及病理。
5. 了解下颌下腺炎的病因、鉴别诊断、手术治疗方法。

二、知识要点

1. 唾液腺炎症的分类。
2. 急性化脓性腮腺炎的病因及临床特点。
3. 慢性复发性腮腺炎的病因及临床特点。
4. 急、慢性腮腺炎的诊断、鉴别诊断及治疗原则。
5. 下颌下腺炎的病因。
6. 下颌下腺炎的临床表现及诊断要点。
7. 下颌下腺炎的鉴别诊断、手术治疗方法。

第二节　唾液腺损伤的处理方法

一、教学目标

1. 掌握唾液腺损伤的分类。
2. 掌握唾液腺损伤的临床表现及诊断方法。
3. 熟悉不同类型唾液腺损伤的治疗原则。
4. 了解不同类型唾液腺损伤的手术治疗方法。

二、知识要点

1. 唾液腺损伤的分类。

2. 唾液腺损伤的临床表现及诊断方法。

3. 唾液腺损伤的治疗原则。

4. 唾液腺损伤的手术治疗方法。

第三节　舍格伦综合征的诊断与治疗

一、教学目标

1. 掌握舍格伦综合征的分类及病变特点。

2. 熟悉舍格伦综合征的临床表现及诊断方法。

3. 了解舍格伦综合征的病因、病理改变及治疗原则。

二、知识要点

1. 舍格伦综合征的分类。

2. 舍格伦综合征的临床表现及诊断方法。

3. 舍格伦综合征的病因、病理改变。

4. 舍格伦综合征的治疗原则。

第四节　唾液腺肿瘤的诊断与治疗

一、教学目标

1. 熟悉多形性腺瘤的临床表现与诊断要点。

2. 了解多形性腺瘤的病理形态。

3. 了解腺样囊性癌、黏液表皮样癌的临床表现与诊断。

二、知识要点

1. 多形性腺瘤的病理形态。

2. 多形性腺瘤的临床表现与诊断要点。

3. 腺样囊性癌的临床表现与诊断要点。

4. 黏液表皮样癌的临床表现与诊断要点。

（刘俊红　王宁宁）

第八单元　唾液腺疾病的诊断与治疗自测题

(一) 名词解释(每小题 2 分,共 4 分)

1. 涎瘘

2. 舍格伦综合征

(二) 填空题(每空 1 分,共 15 分)

1. 唾液腺的炎症根据感染性质分类有_____、_____、_____。

2. 急性化脓性腮腺炎的病原菌是_____,主要是_____,少数是_____。

3. 慢性复发性腮腺炎造影显示末梢导管呈_____、_____、_____。

4. 涎石病85%左右多发于_____,其次是_____。

5. 根据进食时下颌下腺肿胀及伴发疼痛的特点,导管口溢脓以及双手触诊可扪及导管内结石等,临床可诊断_____并发_____。

6. 广义的唾液腺黏液囊肿包括_____及_____。

(三) 是非判断题(每题1分,共5分,对者划√,错者划×)

1. 多形性腺瘤是一种恶性肿瘤。

2. 舍格伦综合征常伴有结缔组织疾病。

3. 唾液腺的化脓性炎症是由于导管逆行感染引起。

4. 涎石病好发于腮腺。

5. 高分化黏液表皮样癌与多形性腺瘤的临床表现很相似,低分化黏液表皮样癌同样相似。

(四) 选择题(每小题分,共50分)

[**A₁型题**](1~23题,每题1分,共23分):**每一道题下面有A、B、C、D、E五个备选答案,从中选择一个最佳答案,填入答题卡。**

1. 以下哪项可能是混合瘤易复发的原因
   A. 是涎腺良性肿瘤中发生率最高的
   B. 其无包膜
   C. 有恶变可能
   D. 该肿瘤可行简单的包膜剥离的剜出术
   E. 包膜不完整,其内常有瘤细胞侵入

2. 临床区别颌下腺肿块与颌下淋巴结的主要方法是
   A. 探诊　　　　　　 B. 触诊　　　　　　 C. 扪诊
   D. 叩诊　　　　　　 E. 口内外双合诊

3. 下颌下腺炎常见的原因
   A. 牙槽脓肿　　　　 B. 淋巴结炎　　　　 C. 结石阻塞导管
   D. 冠周炎　　　　　 E. 血源性感染

4. 流行性腮腺炎的好发年龄
   A. 婴儿期　　　　　 B. 5~15岁　　　　　 C. 中年人
   D. 老年人　　　　　 E. 无明显年龄选择

5. 以下哪项描述与混合瘤的临床表现不符
   A. 可发生于任何年龄,以30~50岁多见
   B. 一般呈圆形或椭圆形不规则肿块
   C. 肿瘤质地硬,呈结节状
   D. 肿瘤生长缓慢,可伴有明显疼痛
   E. 混合瘤较常发生于腮腺区

6. 造成涎瘘的主要原因是
   A. 面颊部损伤　　　 B. 面颊部化疗　　　 C. 涎腺化脓性感染
   D. 涎腺肿瘤　　　　 E. 先天性发育不全

7. 涎腺炎最主要的感染途径是
   A. 逆行性感染　　　　　　B. 血源性感染　　　　　　C. 淋巴源性感染
   D. 邻近组织感染累及　　　E. 涎腺的创伤

8. 以下哪种疾患在青春期后有自愈趋势
   A. 急性化脓性腮腺炎　　　B. 慢性复发性腮腺炎　　　C. 流行性腮腺炎
   D. 舍格伦综合征　　　　　E. 腮腺良性肥大

9. 咬肌间隙感染与急性化脓性腮腺炎的主要鉴别点是
   A. 有下颌阻生第三磨牙冠周炎
   B. 有牙痛史
   C. 无传染接触史
   D. 一开始即表现为咬肌间隙感染而无牙痛
   E. 肿胀中心及压痛点位于下颌角部,张口受限明显,腮腺导管口无红肿,分泌清亮

10. 腮腺"临界瘤"中最常见的是
    A. 圆柱瘤　　　　　　　　B. 混合瘤　　　　　　　　C. 腺淋巴瘤
    D. 腺瘤　　　　　　　　　E. 神经纤维瘤

11. 涎腺多形性腺瘤之所以称为混合瘤是因为
    A. 此肿瘤多为良性,但少数可恶变
    B. 肿瘤内既有唾液腺上皮,又有鳞状上皮及柱状上皮
    C. 肿瘤内既有唾液腺上皮,又有黏液或软骨样组织
    D. 肿瘤内腺上皮细胞的核型多样化
    E. 肿瘤的临床表现多样化

12. 如怀疑有颌下腺导管结石,以下哪种 X 线片检查为首选
    A. 颌下腺造影　　　　　　　　　B. 下颌体腔片
    C. 下颌曲面断层片　　　　　　　D. 颌下腺侧位片＋下颌横断颌片
    E. 下颌骨侧片位

13. 腺样囊性癌常沿什么途径扩散
    A. 沿神经扩散　　　　　　B. 沿淋巴结扩散　　　　　C. 沿血循环扩散
    D. 沿骨膜扩散　　　　　　E. 沿筋膜扩散

14. 以下关于急性化脓性腮腺炎的叙述,哪项是错误的
    A. 病原菌主要是金黄色葡萄球菌
    B. 肿胀以耳垂为中心,局部皮肤红热及触痛不明显
    C. 腮腺导管口红肿,可挤压出脓液
    D. 患者全身中毒症状明显
    E. 脓液可穿破腮腺筋膜进入邻近组织或间隙

15. 多形性腺瘤的好发部位依次是
    A. 腭腺、腮腺、舌下腺、下颌下腺　　　B. 腮腺、腭腺、下颌下腺、舌下腺
    C. 腮腺、下颌下腺、唇腺、腭腺　　　　D. 下颌下腺、腭腺、腮腺、唇腺
    E. 腮腺、舌下腺、下颌下腺、腭腺

16. 涎腺黏液囊肿好发于
    A. 上唇和舌下腺　　　　　B. 下唇和舌下腺　　　　　C. 上唇和颌下腺

D. 下唇和颌下腺   E. 舌下腺和颌下腺

17. 根治舌下腺囊肿最根本的是要

     A. 切除舌下腺腺体   B. 完整摘除囊肿   C. 吸尽囊液

     D. 结扎导管   E. 去除所有囊壁组织

18. 关于下颌下腺炎的叙述,以下哪项是错误的

     A. 多为涎石造成唾液排出受阻继发感染所致

     B. 反复发作者颌下腺可呈硬结性肿块

     C. 双手触诊应从导管前部向后进行

     D. 少数涎石 X 线片可能不显影

     E. 腺内涎石需作颌下腺摘除术

19. 舌下腺囊肿的内容物是哪种性质的

     A. 白色凝乳状物质   B. 灰白色角化物质   C. 无色透明黏稠液体

     D. 豆腐渣样物质   E. 淡黄色含胆固醇结晶液体

20. 多形性腺瘤容易复发的主要原因是

     A. 手术操作困难   B. 肿块与周围组织粘连紧密

     C. 包膜不完整   D. 肿块位置深在

     E. 与面神经关系密切

21. 关于下颌下腺涎石多见的原因,以下哪项是错误的

     A. 下颌下腺导管弯曲而长,涎液流动缓慢

     B. 导管口大,位于口底,易损伤

     C. 下颌下腺分泌的涎液含黏液量较腮腺为低

     D. 下颌下腺涎液浓而黏稠

     E. 下颌下腺涎液较腮腺液更偏碱性

22. 单纯涎石摘除术适用于

     A. 涎石发生在导管内   B. 涎石发生在导管与腺体交界处

     C. 涎石发生在腺体内   D. 涎石发生在导管内,腺体尚未纤维化者

     E. 涎石发生在导管内,腺体已纤维化者

23. 舍格伦综合征的临床症状中不包括

     A. 口干   B. 干燥性结膜炎   C. 腮腺肿大

     D. 类风湿关节炎   E. 睾丸炎或附件炎

[A₂ 型题](24~29 题,每题 1 分,共 6 分):每一道试题以一个病例出现,其下面均有 A、B、C、D、E 五个备选答案,从中选择一个最佳答案,填入答题卡。

24. 患者,男性,37 岁。右颌下区肿痛 2 周,进食时疼痛加剧,继而可减轻。该患者体检中最可能发现的是

     A. 开口困难   B. 颌下区波动

     C. 颌舌沟隆起、舌上抬   D. 颌下腺导管口唾液分泌增多

     E. 可扪及颌下腺导管结石

25. 患儿,男性,5 岁。近 1 年来双侧腮腺反复肿胀,消炎有效,近 1 个月发作频繁。以下哪项诊断最有助于明确诊断

     A. CT 检查   B. B 超检查   C. 涎腺造影

D. 细针细胞学检查　　　　E. 切取组织活检术

26. 某女性患者,因患左舌下腺囊肿于门诊行左舌下腺及囊肿摘除术,术后第 2 天左颌下区发生肿胀,且进食时明显。最可能的原因是

A. 因左舌下腺囊肿口外型,口外部分未处理所致

B. 因左颌下腺导管结石所致

C. 因前日术中误扎左颌下腺导管所致

D. 因前颌下淋巴结反应性肿胀

E. 因急性左颌下腺炎症所致

27. 患儿,男性,7 岁。近 2 天来右耳下疼痛,伴发热,夜间甚至达 40℃,继而右腮腺肿胀,2 天后左腮也开始肿胀,查血常规,白细胞为 $5.7×10^9$/L,淋巴分类占 60%。该患儿最有可能的诊断是

A. 急性化脓性腮腺炎　　　　　B. 慢性复发性腮腺炎

C. 急性腮腺淋巴结炎　　　　　D. 流行性腮腺炎

E. 咬肌间隙感染

28. 患者,男性,65 岁。左侧口底发现花生米大小肿物 2 个月,与周围组织粘连,伴有同侧舌尖麻木、疼痛。触肿物质硬,索条状,1.5cm×1cm 大小,活动度差。X 线片未见导管阳性结石。最符合该患者的诊断是

A. 左侧慢性颌下腺炎　　B. 左颌下腺恶性肿瘤　　C. 左颌下腺良性肿瘤

D. 左舌下腺恶性肿瘤　　E. 左舌下腺良性肿瘤

29. 女性患者因左腮腺肿物行"左腮腺浅叶及肿物切除术＋面神经解剖术",术后 3 天发现左眼不能闭合,皱眉力弱,额纹存在,眼睑以下无明显面瘫表现。该患者术中可能损伤了

A. 面神经主干　　　　　B. 面神经额支　　　　　C. 面神经颞支

D. 面神经颧支　　　　　E. 面神经上、下颊支

[A₃/A₄ 型题](30～42 题,每题 1 分,共 3 分):下列试题,每组题都有一段共用题干病例描述,然后提出与病例有关的问题,每个问题有 A、B、C、D、E 五个备选答案,答题时,每道题只允许从五个备选答案中选一个最合适的作为正确答案,填入答题卡。

(30～33 题共用题干)

患者,女性,65 岁。发现左耳屏前质硬肿物 20 年,无痛,发现时蚕豆大小,生长缓慢未予重视。近半年来自觉肿瘤生长迅速,偶感疼痛。半月前始有左眼不能完全闭合,刷牙时左口角漏水。肿瘤有鸡蛋大小,触质硬,尚有动度。

30. 该患者最有可能的诊断为

A. 左腮腺混合瘤　　　　　B. 左腮腺淋巴瘤

C. 左腮腺混合瘤恶变　　　D. 左腮腺脓肿

E. 左腮裂脓肿合并感染

31. 患者入院后为明确诊断以下哪项做法是错误的

A. 做左腮腺造影检查　　　B. 做左腮腺 B 超

C. 做左腮腺 CT 检查　　　　D. 尽快行肿瘤组织活检术

E. 行细针吸细胞学检查

32. 如作涎腺造影检查,以下哪种描述不可能出现

A. 导管受压移位   B. 导管呈现腊肠样改变

C. 导管有中断、缺损   D. 分支导管有"抱球状"改变

E. 腺体有充盈缺损

33. 如行左腮腺肿瘤切除术后,常用的包扎方法为

    A. 弹性绷带   B. 四头带   C. 交叉十字绷带

    D. 单眼交叉绷带   E. 三角巾

(34～36 题共用题干)

患者,男性,30 岁。左颌下肿胀半年,有消长史。触及 2cm×2cm 大小囊性肿物。有波动感,用力时肿物突入口底,口底黏膜呈淡蓝色。

34. 该患者要明确诊断,首先应做哪项检查

    A. 细针吸细胞学检查   B. CT   C. 颌下腺造影

    D. 拍颌下腺侧位片   E. 穿刺液检查

35. 该患者最有可能的诊断为

    A. 慢性颌下腺炎   B. 囊性水瘤   C. 皮样囊肿

    D. 舌下腺囊肿口外型   E. 鳃裂囊肿

36. 如行穿刺检查,其穿刺物可能为

    A. 棕色清凉液体   B. 蛋清样液体   C. 黏稠乳白色液体

    D. 豆腐渣样物   E. 脓液

(37～38 题共用题干)

患者,女性,40 岁。双侧腮腺区反复肿大,伴双眼异物感、无泪、口干,饮水量增加。检查发现双侧腮腺肿大、质软、无压痛;张口度正常,口腔黏膜干燥、发红。腮腺导管口无红肿,分泌液清但量少。

37. 询问病史,对鉴别诊断帮助不大的是

    A. 服药史   B. 婚育史   C. 糖尿病史

    D. 头颈部放疗史   E. 结缔组织病史

38. 为明确诊断,需进一步作一系列检查,其中对诊断帮助最大的是

    A. Schirmer 试验   B. 腮腺平片   C. 腮腺造影

    D. 唇腺活检   E. 空腹血糖

(39～42 题共用题干)

患者,男性,36 岁。进食时左侧颌下区肿胀疼痛,进食后数小时方可逐渐消退。检查见颌下腺导管开口处红肿,轻压腺体导管口溢脓。

39. 进行触诊检查时,应该

    A. 从导管后部向前单手触诊   B. 从导管前部向后单手单指触诊

    C. 从导管前部向后双手触诊   D. 从导管后部向前双手触诊

    E. 从导管后部向前单手触诊

40. 本患者最可能的诊断是

    A. 化脓性舌下腺炎   B. 颌下间隙感染

    C. 颌下腺涎石并发颌下腺炎   D. 舌下腺涎石

    E. 急性舌下腺炎及颌下腺炎

41. 应注意与本病做鉴别诊断的疾病中不包括
    A. 舌下腺肿瘤　　　　B. 颌下腺肿瘤　　　　C. 颌下淋巴结炎
    D. 颌下间隙感染　　　E. 化脓性舌下腺炎
42. 如果确诊涎石位于颌下腺导管与腺体交界处,则治疗多采用
    A. 颌下腺导管取石术　　　　B. 颌下腺导管结扎术
    C. 颌下腺切除术　　　　　　D. 保守疗法
    E. 抗生素疗法

[B 型题](43～50 题,每题 1 分,共 8 分):每一道题有 A、B、C、D、E 五个备选答案,然后提出问题,共用这 5 个备选答案,答题时需要为每个题选择一个最合适的作为正确答案,填入答题卡。每个备选答案可以选择 1 次,1 次以上或 1 次也不选。

(43～45 题共用备选答案)
    A. 急性化脓性腮腺炎　　B. 慢性复发腮腺炎　　C. 流行性腮腺炎
    D. 舍格伦综合征　　　　E. 慢性阻塞性腮腺炎
43. 以上属于病毒感染疾病是
44. 以上为自身免疫性疾病的是
45. 以上以金葡菌感染为主的疾病是

(46～50 题共用备选答案)
    A. 腮腺　　　　B. 下颌下腺　　　　C. 舌下腺
    D. 唇腺　　　　E. 腭腺
46. 怀疑舍格伦综合征时,一般可做哪一腺体的活检
47. 黏液表皮样癌最常发生在哪一腺体
48. 沃辛瘤主要发生在
49. 黏液囊肿好发于
50. 涎石病 90% 以上发生于

(五)简答题(共 16 分)
1. 涎石为何多发于下颌下腺?(3 分)
2. 简述急性化脓性腮腺炎切开引流的指征。(4 分)
3. 如何鉴别诊断急性化脓性腮腺炎与流行性腮腺炎?(9 分)

(六)病例分析题(共 10 分)
患儿,男性,5 岁。近 1 年来双侧腮腺反复肿胀,消炎有效,近 1 个月发作频繁。临床检查可见:压迫腺体其导管口有黏稠似蛋清样液体溢出。
1. 最可能的临床诊断? 诊断依据?
2. 还需做什么样的检查进一步确诊? 应有何表现?
3. 治疗原则及方法如何?

(王宁宁　张圣敏)

参 考 答 案

(一)名词解释
1. 涎瘘:指唾液不经导管系统排入口腔而流向面颊部皮肤表面。
2. 舍格伦综合征:是一种自身免疫性疾病,其特征表现为外分泌腺的进行性破坏,导致

黏膜及结膜干燥,并伴有各种自身免疫性病征。

(二)填空题

1. 化脓性、病毒性、特异性

2. 葡萄球菌、金黄色葡萄球菌、链球菌

3. 点状、球状扩张、排空延迟

4. 下颌下腺、腮腺

5. 下颌下腺涎石病、下颌下腺炎

6. 小唾液腺黏液囊肿、舌下腺囊肿

(三)是非判断题

1.×　　2.√　　3.√　　4.×　　5.×

(四)选择题

1. E　　2. E　　3. C　　4. B　　5. D　　6. A　　7. A　　8. B　　9. E　　10. B
11. C　　12. D　　13. A　　14. B　　15. B　　16. B　　17. A　　18. C　　19. C　　20. C
21. C　　22. D　　23. E　　24. E　　25. C　　26. C　　27. D　　28. D　　29. C　　30. C
31. D　　32. B　　33. C　　34. E　　35. B　　36. B　　37. B　　38. B　　39. C　　40. C
41. E　　42. C　　43. C　　44. D　　45. A　　46. D　　47. A　　48. A　　49. D　　50. B

(五)简答题

1. 涎石为何多发于下颌下腺?

答:涎石多发于下颌下腺,可能与下列因素有关:①下颌下腺为混合性腺体,分泌的唾液富含黏蛋白,较腮腺分泌液黏滞,钙盐含量也高出 2 倍,钙盐容易沉积。②下颌下腺导管长而弯曲,自后下向前上走行,腺体分泌液逆重力方向流动。③下颌下腺导管口位于口底,异物易进入而形成核心,一方面刺激导管,发生炎症,另一方面易使钙盐沉积。

2. 简述急性化脓性腮腺炎切开引流的指征。

答:腮腺的包膜致密,脓肿形成后,不易扪及波动感,因此不能以扪及波动感作为脓肿切开引流的指征。当出现下列征象时,应切开引流:①病程 1 周以上,抗感染治疗无效或疗效不明显,全身中毒症状加重,高热持续不退。②局部出现跳痛和局限性压痛点或凹陷性水肿明显。③腮腺导管口有脓液排出。④穿刺抽出脓液。

3. 如何鉴别诊断急性化脓性腮腺炎与流行性腮腺炎?

答:(1)急性化脓性腮腺炎:多系慢性腮腺炎急性发作或邻近组织急性炎症的扩散所致,病原菌是葡萄球菌。腮腺区疼痛、肿大、压痛。导管口红肿、疼痛。轻轻按摩腺体可见脓液自导管口溢出,有时甚至可见脓栓堵塞于导管口。患者全身中毒症状明显,体温可高达 40℃以上,脉搏、呼吸加快,白细胞总数增加,中性粒细胞比例明显上升,核左移。

(2)流行性腮腺炎:大多发生于儿童,有传染病接触史,病原菌为副黏液病毒。常双侧腮腺同时或先后发病,一般一次感染后可终身免疫。腮腺肿大、充血、疼痛,但腮腺导管口无红肿,唾液分泌清亮无脓液。血液中白细胞计数正常或偏高,分类中淋巴细胞比例增高,急性期血液及尿淀粉酶可能升高。

(六)病例分析

1. 诊断:慢性复发性腮腺炎。诊断依据:①患儿,男性,5 岁。②近 1 年来双侧腮腺反复肿胀,消炎有效;③临床检查可见:压迫腺体其导管口有黏稠似蛋清样液体溢出。

2. 检查：腮腺造影。表现：腮腺造影显示腮腺末梢导管呈点状、球状扩张，排空延迟，主导管及腺体内导管无明显异常。

3. 治疗原则为保守治疗：增强抵抗力、防止继发感染、减少发作。方法：多饮水，进食酸性食物，每天按摩腺体帮助排唾。用淡盐水漱口，保持口腔卫生。有急性炎症表现时则使用抗生素。

（王宁宁　刘俊红）

颞下颌关节疾病的诊断与治疗

第一节 颞下颌关节紊乱病的诊断与治疗

一、教学目标

1. 熟悉颞下颌关节紊乱病的临床分类、分型及诊断。
2. 了解颞下颌关节紊乱病的病因、发病机制。
3. 了解颞下颌关节紊乱病的鉴别诊断及治疗原则。

二、知识要点

1. 颞下颌关节紊乱病的临床分类、分型。
2. 各型颞下颌关节紊乱病的病因、发病机制。
3. 颞下颌关节紊乱病的鉴别诊断及治疗原则。

第二节 颞下颌关节脱位

一、教学目标

1. 熟悉颞下颌关节脱位的临床分类、分型及诊断。
2. 了解颞下颌关节脱位的病因、发病机制。
3. 了解颞下颌关节脱位的鉴别诊断及治疗原则。

二、知识要点

1. 颞下颌关节脱位的临床分类、分型。
2. 各型颞下颌关节脱位的病因、发病机制。
3. 颞下颌关节脱位的鉴别诊断及治疗原则。

（刘俊红　张圣敏）

第九单元 颞下颌关节疾病的诊断与治疗自测题

（一）名词解释（每小题 5 分,共 20 分）

1. 颞下颌关节紊乱病

2. 颞下颌关节脱位

3. 颞下颌关节强直

4. 陈旧性脱位

(二) 填空题(每空 1 分,共 15 分)

1. 颞下颌关节紊乱病分三阶段_____、_____、_____。

2. 颞下颌关节紊乱病三大主要症状_____、_____、_____。

3. 颞下颌关节脱位按部位分为_____、_____;按性质可分为_____、_____、_____。按髁突脱出的方向位置又可分为_____、_____、_____、_____。

(三) 选择题(每小题 2 分,共 60 分)

[**A₁ 型题**](1~15 题,每题 2 分,共 30 分):**每一道题下面有 A、B、C、D、E 五个备选答案,从中选择一个最佳答案,填入答题卡。**

1. 关于颞下颌关节紊乱病的叙述错误的是

    A. 三个阶段:功能紊乱阶段,结构紊乱阶段,关节器质性破坏阶段

    B. 好发于青少年

    C. 以保守治疗为主

    D. 本病有自限性,一般不发生关节强直

    E. 三个主要临床症状是:下颌运动异常,自发痛,关节弹响和杂音

2. 通常所说的颞下颌"关节强直"指的不是

    A. 关节内强直   B. 关节内纤维性粘连   C. 颌间挛缩

    D. 真性关节强直   E. 关节内骨性粘连

3. 关于颞下颌关节紊乱病的防治原则,以下错误的是

    A. 遵循合乎逻辑的治疗程序

    B. 对患者进行科普教育

    C. 治疗局部关节症状同时改善全身状况和精神状态

    D. 不应采取对症治疗和消除或减除致病因素相结合的综合治疗

    E. 先用可逆性保守治疗,然后用不可逆性保守治疗

4. 最常见的颞下颌关节脱位类型是

    A. 双侧侧方脱位   B. 复发性脱位   C. 急性前脱位

    D. 单侧侧方脱位   E. 陈旧性脱位

5. 颞下颌关节复发性脱位的病因中错误的是

    A. 急性前脱位治疗不当   B. 翼外肌痉挛

    C. 韧带及关节囊松弛   D. 慢性长期消耗性疾病

    E. 老年人

6. 下列症状当中,哪一项是颞下颌关节双侧急性前脱位的特有症状

    A. 唾液外流   B. 言语不清

    C. 双侧耳屏前触诊有凹陷   D. 咀嚼及吞咽困难

    E. 双侧耳屏前区疼痛

7. 颞下颌关节急性前脱位的治疗中,以下哪一种最常用

    A. 切开复位   B. 颌间复位   C. 口外手法复位

    D. 口内手法复位   E. 全麻下复位

8. 翼外肌功能亢进的患者可出现
   A. 关节绞锁　　　　　　　B. 关节强直　　　　　　　C. 张口过大
   D. 开口困难　　　　　　　E. 颞下颌关节间隙变窄

9. 诊断真性颞下颌关节强直的主要依据是
   A. 关节动度降低或消失　　　　　　　B. 关节邻面区域炎症史
   C. 下颌畸形　　　　　　　　　　　　D. X 线证实关节内致密骨性团块影
   E. 张口受限

10. 诊断假性颞下颌关节强直的主要依据是
    A. 张口受限　　　　　　　B. 关节动度减低或消失　　　C. 咬合错乱
    D. 下颌发育畸形　　　　　E. 颌间有瘢痕条索或骨性粘连

11. 下颌作小开颌运动时,髁突活动发生在
    A. 关节上腔　　　　　　　B. 关节下腔　　　　　　　C. 关节上、下腔
    D. 下颌孔　　　　　　　　E. 关节韧带处

12. 参与下颌前伸的主要肌肉是
    A. 翼外肌　　　　　　　　B. 翼内肌　　　　　　　　C. 颞肌
    D. 咬肌　　　　　　　　　E. 下颌舌骨肌

13. 颞下颌关节前脱位时髁突的位置是
    A. 关节结节后方　　　　　B. 关节结节下方　　　　　C. 关节结节前上方
    D. 关节结节前下方　　　　E. 关节结节前方

14. 颞下颌关节的功能区为
    A. 关节结节后斜面和髁突后斜面　　　　B. 关节结节前斜面和髁突后斜面
    C. 关节结节后斜面和髁突前斜面　　　　D. 关节结节前斜面和髁突前斜面
    E. 关节结节后斜面和喙突前斜面

15. 颞下颌关节复位后,一般固定下颌
    A. 1 周　　　　　　　　　B. 2 周　　　　　　　　　C. 20 天
    D. 30 天　　　　　　　　　E. 40 天

[**A₂ 型题**](16~23题,每题 2 分,共 16 分):**每一道试题以一个病例出现,其下面均有 A、B、C、D、E 五个备选答案,从中选择一个最佳答案,填入答题卡。**

16. 患者,男,65 岁,1h 前打呵欠后自觉闭口困难,唾液外流,影响咀嚼和吞咽,检查见下颌前伸,下切牙中线偏向左侧,右侧颊部变平,追问病史,以往无类似经历。其最可能的诊断是
    A. 右侧颞下颌关节急性脱位　　　　B. 左侧颞下颌关节急性脱位
    C. 双侧颞下颌关节急性脱位　　　　D. 左侧颞下颌关节复发性脱位
    E. 右侧颞下颌关节复发性脱位

17. 患者,男性,45 岁,2 年前因鼻咽癌而行双侧颌面部放疗。放疗后 6 个月出现张口困难,并逐渐加重,伴张闭口耳前区疼痛,体检见头颈部皮肤色素沉着,双侧髁突运动度减弱,面颊部肌肉僵硬、弹性下降。口腔黏膜完整,未见破溃。X 线见上下颌骨及关节区无明显改变,CT 未见鼻咽部肿块。其张口受限最可能的原因是
    A. 放射性颌骨骨髓炎　　　　　　　B. 颞下颌关节紊乱病
    C. 关节真性强直　　　　　　　　　D. 关节假性强直

E. 鼻咽部肿瘤转移

18. 患者发生了单侧颞下颌关节的真性强直，其面部不对称表现的一般规律应该是

    A. 健侧下颌骨较长，面部外观丰满   B. 颏点偏向健侧，健侧外观丰满

    C. 患侧面部丰满，下颌体较长   D. 颏点偏向患侧，患侧外观丰满

    E. 健侧下颌骨较长，但患侧面部外观丰满

19. 患者，男性，34岁。左侧颞下颌关节开口初、闭口末有单音清脆弹响，紧咬牙时左关节区疼痛，开口度正常，X线片示左侧关节后间隙明显变小。其准确的诊断应该是

    A. 左翼外肌痉挛   B. 左关节盘穿孔或破裂

    C. 不可复性关节盘前移位   D. 左关节盘移位，髁突后移

    E. 左关节盘移位，髁突前移

20. 患者，女性，34岁。颞下颌关节弹响病史2年，近来有间断性关节绞锁史，并伴开口受限，目前最可能的诊断是

    A. 翼外肌痉挛   B. 翼外肌功能亢进

    C. 可复性关节盘前移位   D. 不可复性关节盘前移位

    E. 关节盘破裂或穿孔

21. 患者，男性，23岁。下前牙中线偏健侧，健侧后牙反𬌗，患侧关节窝空虚，最可能的诊断是

    A. 翼外肌痉挛   B. 翼外肌亢进   C. 颞下颌关节强直

    D. 髁突过度增生   E. 颞下颌关节脱位

22. 患者，女性，34岁。开口困难，有颌面部烧伤史，X线片显示颞下颌关节结构基本正常，可能的诊断是

    A. 颞下颌关节内强直   B. 真性颞下颌关节强直

    C. 咀嚼肌痉挛   D. 破伤风牙关紧闭

    E. 颌间瘢痕挛缩

23. 患者，男性，43岁。颞下颌关节区疼痛，下颌运动异常，且有关节弹响或杂音，较为接受的诊断名称是

    A. 柯斯顿综合征   B. 肌筋膜疼痛功能紊乱综合征

    C. 颞下颌关节紊乱综合征   D. 颞下颌关节紊乱病

    E. 颞下颌关节病

[A₃/A₄型题](24～30题，每题2分，共14分)：下列试题，每组题都有一段共用题干病例描述，然后提出与病例有关的问题，每个问题有A、B、C、D、E五个备选答案，答题时，每道题只允许从五个备选答案中选一个最合适的作为正确答案，填入答题卡。

(24～26题共用题干)

患者，5岁。4岁时不慎摔倒髁部着地，当时X线检查未见明显骨折，未予特殊处理。随着患儿长大，渐出现张口受限，下颌发育差。7岁开始完全不能张口，现求治。

24. 该患者诊断为

    A. 颌间挛缩   B. 关节区肿瘤   C. 关节内强直

    D. 颞下颌关节紊乱病   E. 先天性下颌发育不足

25. 对该患者目前应采取的治疗措施中最重要的是

    A. 尽快行颞下颌关节成形术，并配合术后开口训练

B. 作开口训练即可

C. 继续观察

D. 局部行封闭治疗

E. 用颅颌牵引将下颌牵出

26. 该患者最可能的病因为

A. 属于先天性疾病　　　　　　　　　B. 颞下颌关节区可疑有肿瘤

C. 颞下颌关节紊乱病治疗不及时引起　D. 儿时外伤引起

E. 下颌骨发育不足引起

[B型题](27～30题,每题2分,共8分):每一道题有A、B、C、D、E五个备选答案,然后提出问题,共用这5个备选答案,答题时需要为每个题选择一个最合适的作为正确答案,填入答题卡。每个备选答案可以选择1次,1次以上或1次也不选。

(27～30题共用备选答案)

A. 器质病变期　　　　B. 功能紊乱期　　　　C. 结构紊乱期

D. 翼外肌功能亢进　　E. 翼外肌痉挛

27. X线检查可见关节间隙比例不协调,关节上腔造影可发现关节盘前移位、关节囊松弛等表现的属于

28. X线检查颞下颌关节无异常表现的颞下颌关节紊乱病属于

29. X线检查可见关节结构异常,造影显示关节上下腔连通的属于

30. 主要症状为弹响和开口过大者为

(四)简答题(共5分)

颞下颌关节紊乱病三期各主要特点有哪些?

参 考 答 案

(一)名词解释

1. 颞下颌关节紊乱病:是累及咀嚼肌和颞下颌关节的具有相关临床问题的一组疾病的总称。一般都有颞下关节区及相应的软组织包括肌肉的疼痛、下颌运动异常和伴有功能障碍以及关节弹响,破碎声及杂音等三类症状。

2. 颞下颌关节脱位:指髁突脱出关节之外而不能自行复位。

3. 颞下颌关节强直:因器质性病变导致长期开口困难或完全不能开口者,称颞下颌关节强直,分为关节内强直,关节外强直。

4. 陈旧性脱位:急性颞下颌关节脱位或复发性脱位,若数周未复位者,称陈旧性脱位。

(二)填空题

1. 功能紊乱阶段、结构紊乱阶段、关节器质性破坏阶段

2. 下颌运动异常、疼痛、弹响和杂音

3. 单侧脱位、双侧脱位;急性脱位、复发性脱位、陈旧性脱位;前方脱位、后方脱位、上方脱位、侧方脱位

(三)选择题

1. E　　2. C　　3. D　　4. C　　5. B　　6. C　　7. D　　8. C　　9. D　　10. E

11. B　　12. A　　13. C　　14. C　　15. C　　16. A　　17. D　　18. D　　19. D　　20. D

21. E   22. E   23. D   24. C   25. A   26. D   27. C   28. B   29. A   30. D

(四) 简答题

颞下颌关节紊乱病三期各主要特点有哪些?

答:一般分三个阶段,功能紊乱阶段,结构紊乱阶段,关节器质性破坏阶段。其临床表现有三个特点,下颌运动异常、疼痛、弹响和杂音。

(王宁宁 张圣敏)

口腔颌面部神经疾病的诊断与治疗

第一节　三叉神经痛的诊断与治疗

一、教学目标

1. 掌握三叉神经痛的临床特点及诊断要点。
2. 熟悉三叉神经痛的治疗方法。
3. 了解三叉神经痛病因学说。

二、知识要点

1. 三叉神经痛的分类。
2. 三叉神经痛病因学说。
3. 三叉神经痛的临床特点及诊断要点。
4. 三叉神经痛的治疗方法。

第二节　贝尔麻痹的诊断与治疗

一、教学目标

1. 掌握贝尔麻痹的临床特点及诊断要点。
2. 熟悉贝尔麻痹的治疗方法。
3. 了解贝尔麻痹的病因学说。

二、知识要点

1. 面神经麻痹的分类。
2. 贝尔麻痹病因学说。
3. 贝尔麻痹的临床特点及诊断要点。
4. 贝尔麻痹的治疗方法。

（刘俊红　王宁宁）

第十单元　口腔颌面部神经疾病的诊断与治疗自测题

(一) 名词解释(每小题 2 分,共 6 分)

1. 三叉神经痛

2. 贝尔麻痹

3. 贝尔征

(二) 填空题(每空 1 分,共 8 分)

1. 三叉神经痛以三叉神经的第_____、_____支单独或同时发病常见,疼痛性质为_____性剧烈疼痛,疼痛可自发,也可由轻微的刺激"_____"所引起。

2. 临床上通常将三叉神经痛分为_____和_____2 种。_____是目前治疗三叉神经痛的首选药物。

3. 贝尔面瘫是一种_____。

(三) 是非判断题(每题 1 分,共 5 分,对者划√,错者划×)

1. 三叉神经痛以单侧发病为特点,很少超过中线。

2. 中枢性面神经麻痹为同侧面部表情肌麻痹。

3. 贝尔面瘫好发年龄为老年人。

4. 舌根部阵发性疼痛可怀疑为三叉神经痛。

5. 三叉神经痛行周围神经撕脱术后就可痊愈,不会再发。

(四) 选择题(每小题 2 分,共 60 分)

[A$_1$ 型题](1～11 题):**每一道题下面有 A、B、C、D、E 五个备选答案,从中选择一个最佳答案,填入答题卡。**

1. 面神经麻痹的主要症状是
   A. 面部感觉异常　　　　　　　　B. 面部感觉消失
   C. 面部表情肌瘫痪　　　　　　　D. 面部肌肉感觉下降
   E. 面肌痉挛

2. 以下关于三叉神经痛的叙述错误的是
   A. 原发性三叉神经痛患者无论病程长短,神经系统检查极少有阳性体征
   B. 目前治疗三叉神经的首选药是苯妥英钠
   C. 角膜反射的改变提示为三叉神经痛可能是继发性
   D. 三叉神经痛分原发性和继发性两种
   E. 疼痛可自发,也可由刺激"扳机点"引起

3. 三叉神经第三支属于
   A. 交感神经　　　　　　　　　　B. 副交感神经
   C. 感觉神经　　　　　　　　　　D. 混合神经
   E. 运动神经

4. 治疗三叉神经痛的首选药物为
   A. 激素类　　　　　　　　　　　B. 神经营养药
   C. 酰胺咪嗪类　　　　　　　　　D. 胆碱酯能神经阻滞剂
   E. 苯妥英钠

5. 对于贝尔麻痹急性期患者,以下哪项治疗是不恰当的

    A. 强电刺激促进肌肉运动

    B. 肌注维生素(B_1 和 B_{12})

    C. 大剂量激素

    D. 保护患眼,给予眼药膏

    E. 给予阿司匹林

6. 以下关于三叉神经治疗方法中,哪种适合多次复发患者

    A. 三叉神经撕脱术

    B. 半月神经射频温控热凝术

    C. 封闭疗法

    D. 药物治疗

    E. 酒精注射疗法

7. 鉴别中枢性面瘫及周围性面瘫主要依据是

    A. 额纹消失,不能皱眉

    B. 耸鼻无力

    C. 鼓腮不能

    D. 口周肌肉瘫痪

    E. 眼睑不能闭合

8. 三叉神经痛的患者疼痛部位在右上腭区者,表示三叉神经哪支疼痛

    A. 第Ⅲ支

    B. 第Ⅰ支

    C. 第Ⅱ支

    D. 第Ⅰ、Ⅱ支

    E. 第Ⅱ、Ⅲ支

9. 支配面部表情肌的神经是

    A. 面神经

    B. 耳大神经

    C. 三叉神经

    D. 面神经和舌下神经

    E. 舌下神经

10. 同侧额纹消失可能是因为损害了面神经的

    A. 颧支

    B. 颊支

    C. 颈支

    D. 颞支

    E. 下颌支

11. 贝尔面瘫的病因至今不明,但根据临床观察,可能与以下原因有关,除外

    A. 病毒感染

    B. 风湿性疾病

    C. 遗传因素

    D. 精神创伤

    E. 腮腺肿瘤压迫

[**A₂ 型题**](12～15 题)**每一道试题以一个病例出现,其下面均有 A、B、C、D、E 五个备选答案,从中选择一个最佳答案,填入答题卡。**

12. 患者,男,28 岁。夜间着凉晨起发现左侧口角下垂,右侧口角向上斜,漱口漏水,不能鼓腮吹气,前额皱纹消失,不能皱眉,其最大可能是

    A. 中枢性面瘫

    B. 贝尔面瘫

    C. 永久性面神经麻痹

    D. 继发性面神经麻痹

    E. 面肌痉挛

13. 患者,男,67 岁,1 年前始发右侧上颌后牙区阵发性"电击样"疼痛,疼痛发作时间持续数秒至数分钟,间歇期无任何不适,检查:神经系统检查无阳性体征,怀疑为"三叉神经痛"。具体可能是三叉神经痛的哪一支

    A. 三叉神经Ⅰ、Ⅱ支

    B. 三叉神经Ⅱ支

    C. 三叉神经Ⅰ支

    D. 三叉神经Ⅱ、Ⅲ支

E. 三叉神经Ⅲ支

14. 患者,男,54岁,因左腮腺多形性腺瘤手术,术后面颊活动不灵活,口角流涎。怀疑为"面瘫",其原因为

    A. 左侧腮腺化脓性感染所致　　　　B. 左腮腺多形性腺瘤恶变所致

    C. 手术损伤面神经　　　　D. 手术麻醉所致

    E. 颅内面神经核病变

15. 患者,男,65岁,有高血压病史,昨天突发语言不清,左侧面下区麻痹,同时伴有同侧肢体瘫痪。诊为:中枢型面神经麻痹。其病因可能是,除哪项以外

    A. 脑出血　　　　B. 脑脓肿

    C. 脑肿瘤　　　　D. 脑外伤

    E. 病毒型感冒

[A₃/A₄型题](16~20题):下列试题,每组题都有一段共用题干病例描述,然后提出与病例有关的问题,每个问题有A、B、C、D、E五个备选答案,答题时,每道题只允许从五个备选答案中选一个最合适的作为正确答案,填入答题卡。

(16~18题共用题干)

患者,女,62岁,2年前始发左侧口角下部阵发性"刀割样"疼痛,疼痛发作时间持续数分钟。间歇期无任何不适,神经系统检查无阳性体征

16. 患者临床诊断最大可能是

    A. 血管神经痛　　　　B. 三叉神经痛

    C. 继发性神经痛　　　　D. 舌咽神经痛

    E. 面神经痛

17. 患者神经痛的分支可能是

    A. 三叉神经Ⅰ、Ⅱ支　　　　B. 三叉神经Ⅱ支

    C. 三叉神经Ⅰ支　　　　D. 三叉神经Ⅱ、Ⅲ支

    E. 三叉神经Ⅲ支

18. 其治疗方法目前首选

    A. 卡马西平　　　　B. 苯妥英钠

    C. 普鲁卡因封闭　　　　D. 酒精注射疗法

    E. 手术疗法

(19~20题共用题干)

患者,男,48岁。1年来左面颊部、下唇部因触摸等诱因多次发生阵发剧痛,近半年发作频繁,疼痛剧烈难忍。初起卡马西平治疗有效,进来服药无效。

19. 该患者诊断为

    A. 三叉神经Ⅰ、Ⅱ支痛　　　　B. 三叉神经Ⅱ、Ⅲ支痛

    C. 三叉神经第Ⅰ支痛　　　　D. 三叉神经第Ⅱ支痛

    E. 三叉神经第Ⅲ支痛

20. 如果治疗不当,三叉神经痛经久不愈,患者可出现

    A. 皮肤粗糙,色素重　　　　B. 皮肤光亮

    C. 皮肤破溃　　　　D. 皮肤潮红

    E. 色斑增多

[**B 型题**](21～30 题)：每一道题有 A、B、C、D、E 五个备选答案,然后提出问题,共用这 **5 个备选答案**,答题时需要为每个题选择一个最合适的作为正确答案,填入答题卡。每个备选答案可以选择 **1 次,1 次以上或 1 次也不选**。

(21～23 题共用备选答案)

　　A. 中枢性面瘫　　　　　　　　　B. 肿瘤所致面瘫

　　C. 贝尔面瘫　　　　　　　　　　D. 创伤性面瘫

　　E. 化脓性炎症所致面瘫

21. 临床上不能肯定病因的不伴有其他体征或症状的单纯性周围面神经麻痹为

22. 腮腺手术后出现的面瘫为

23. 只有面下 2/3 面肌瘫痪的面瘫

(24～25 题共用备选答案)

　　A. 药物治疗　　　　　　　　　　B. 针刺治疗

　　C. 物理治疗　　　　　　　　　　D. 中药治疗

　　E. 手术治疗

24. 贝尔麻痹的急性期常以哪种治疗方法为主

25. 病程超过 2 个月后发现面神经开始有变性迹象,可以考虑的治疗方法是

(26～30 题共用备选答案)

　　A. 三叉神经痛　　　　　　　　　B. 牙源性疼痛

　　C. 颞下颌关节疾病　　　　　　　D. 舌咽神经痛

　　E. 鼻窦炎

26. 疼痛区域在三叉神经分布范围内,疼痛性质为阵发性剧烈疼痛

27. 继发上感、鼻炎,有流脓鼻涕的病史,疼痛为持续性局部性钝痛

28. 疼痛在张闭口时加重,伴有关节的弹响或杂音

29. 疼痛部位在舌根部

30. 检查发现牙齿有深龋洞所引起的疼痛

(五) 简答题(每题 5 分,共 10 分)

1. 简述贝尔麻痹的临床表现。

2. 叙述三叉神经痛的临床特点。

(六) 病例分析题(共 11 分)

患者,女,50 岁,左眶下区疼痛年,疼痛为阵发性,持续十几秒至几分钟不等,间歇期无症状,随病程进展,发作越来越频繁,常因洗脸时碰到某处而引起疼痛。神经系统检查未见明显异常。

提问:

1. 该病最可能的诊断?(1 分)

2. 该疾病诊断中寻找扳机点时应阻滞麻醉的神经孔是哪个?(2 分)

3. 该疾病的治疗中应当首选的具体方法是? 在治疗期间有何注意事项?(8 分)

(王宁宁)

参考答案

(一) 名词解释

1. 三叉神经痛:为三叉神经分布区域内一种原因不明的,反复突然发作的阵发性、剧痛性,并无其他感觉障碍及器质性改变的疾病。

2. 贝尔麻痹:系指临床上不能肯定病因的不伴有其他体征或症状的单纯型周围面神经麻痹。

3. 贝尔征:当患者用力闭目时,患侧眼睑不能闭合,眼球则转向上方而露出角膜下方的巩膜。

(二) 填空题

1. 第Ⅱ、第Ⅲ支、阵发、扳机点
2. 原发性、继发性、卡马西平
3. 周围型面神经麻痹

(三) 是非判断题

1. √　　2. ×　　3. ×　　4. ×　　5. ×

(四) 选择题

1. C	2. B	3. D	4. C	5. A	6. B	7. A	8. B	9. A	10. D
11. E	12. B	13. B	14. C	15. E	16. B	17. E	18. A	19. B	20. A
21. C	22. D	23. A	24. A	25. E	26. A	27. E	28. C	29. D	30. B

(五) 简答题

1. 简述贝尔麻痹的临床表现。

答:(1)起病几周,少自觉症状,常因晨起不能喝水或含漱而发现。

(2)典型症状为患侧口角下垂,健侧向上歪斜;上、下唇因口轮匝肌瘫痪而不能紧密闭合,故发生饮水漏水、不能鼓腮、吹气等功能障碍。上下眼睑不能闭合,睑裂扩大、闭合不全、露出结膜;用力紧闭时,则眼球转向外上方,此称为贝尔征。泪液运行障碍。前额皱纹消失,不能蹙眉。表情肌的瘫痪症状,特别在功能状态时更为突出。

(3)存在味觉、听觉和泪液分泌的异常。

2. 叙述三叉神经痛的临床特点。

答:(1)疼痛性质:为突发突停的阵发性剧烈疼痛,疼痛常被描述为刀割样、电击样或撕裂样痛。

(2)疼痛持续时间:患者初期疼痛持续时间极短,约几秒钟至 1～2min,反复发作后可延长,发作停止后无任何症状。每天发作次数不等。每两次发作之间称为间歇期。随着病情的加重,发作持续时间越来越长,间歇期越来越短。

(3)疼痛位置:以单侧发病为其特点,很少超过中线。以三叉神经第Ⅱ、第Ⅲ支单独受累最常见,也有上述两支同时发病,疼痛区域与受累的三叉神经分布范围相同。患者感觉受累区的皮肤、黏膜及牙等剧烈疼痛。

(4)诱因:自发疼痛很少,故疼痛多在白天,晚上安静状态时极少发作。疼痛可由口、舌运动或外来刺激诱发,如洗脸、刷牙、吃饭、说话等,上述刺激可以激惹颌面部某一点使疼痛发作,且疼痛由此一点开始,立即扩散到整个病患区域。

(5)其他:不少患者在疼痛发作时伴有自主神经症状,如面部潮红、眼结膜出血、流泪、出汗等。少数患者出现面部表情肌的痉挛性抽搐,也称"痛性抽搐"。

(六) 病例分析题

1. 诊断:三叉神经痛。

2. 眶下孔

3. 首选治疗方法:药物治疗(卡马西平)注意事项:注意用药副作用。

(王宁宁)

唇裂与腭裂的修复治疗

第一节　唇裂的修复治疗

一、教学目标

1. 掌握唇裂的临床分类。
2. 熟悉唇裂整复的术前、术后的护理方法。
3. 了解单侧唇裂手术设计,定点及手术基本操作原则。
4. 了解颌面部的胚胎发育,唇裂形成的病因。

二、知识要点

1. 唇裂的临床分类。
2. 唇裂形成的病因。
3. 唇裂整复的术前、术后的护理方法。
4. 单侧唇裂手术设计:定点。
5. 唇裂手术基本操作原则。

第二节　腭裂的修复治疗

一、教学目标

1. 掌握腭裂的临床分类。
2. 熟悉腭裂整复的术前、术后的护理方法。
3. 了解腭裂手术的基本方法,术后护理及语音矫治。
4. 了解颌面部的胚胎发育,腭裂形成的病因。

二、知识要点

1. 腭裂的临床分类。
2. 腭裂形成的病因。
3. 腭裂手术设计。
4. 腭裂的序列治疗设计。

（刘俊红）

第十一单元 唇裂与腭裂的修复治疗自测题

(一)填空题(每空 2 分,共 22 分)

1. 单侧唇裂的手术最佳年龄_____,双侧唇裂的手术最佳年龄_____。

2. 常用单侧唇裂的手术方法有_____、_____。

3. 按裂隙程度唇裂分为_____、_____、_____。

4. 腭裂的临床分类有_____、_____、_____、_____、_____。

(二)是非判断题(每题 4 分,共 8 分,对者划√,错者划×)

1. 唇裂的手术年龄越大越好。

2. 腭裂手术治疗后,还需要进行其他治疗,如正畸治疗、语音训练等。

(三)选择题(每小题 2 分,共 50 分)

[**A₁ 型题**](1～13 题,每题 2 分,共 26 分):**每一道题下面有 A、B、C、D、E 五个备选答案,从中选择一个最佳答案,填入答题卡。**

1. 预防唇腭裂发生的措施中,以下哪项是错误的
   A. 妊娠期可不忌烟、酒
   B. 妊娠期保持愉快心情,避免精神刺激和情绪波动
   C. 避免近亲婚配
   D. 避免过多接触放射线、微波
   E. 禁用可能致畸的药物

2. 腭裂修复术后如并发穿孔其常见的部位在
   A. 悬雍垂区
   B. 硬腭前部
   C. 软腭后部
   D. 松弛切口区
   E. 硬、软腭交界处

3. 唇裂发病的原因除外
   A. 营养
   B. 遗传
   C. 母体感染
   D. 药物
   E. 母亲流产史

4. 口腔颌面部的发育始于胚胎发育的第几周
   A. 3 周
   B. 5 周
   C. 8 周
   D. 10 周
   E. 12 周

5. 腭的形成大约在胚胎发育的第几周
   A. 3～5 周
   B. 5～8 周
   C. 8～12 周
   D. 12～16 周
   E. 16～18 周

6. 胎儿唇、腭发育完成,口、鼻腔具备了成人的形态和结构,是在胚胎发育的第几周
   A. 第 8 周
   B. 第 10 周
   C. 第 12 周
   D. 第 16 周
   E. 第 18 周

7. 唇、面、腭裂的发病原因
   A. 与遗传无关
   B. 单一基因遗传性疾病

C. 多基因遗传性疾病　　　　　　　　　　D. 与环境无关

E. 与环境密切相关

8. 单侧唇裂整复术的较合适的年龄在

　　A. 1~2 月龄　　　　　　　　B. 3~6 月龄　　　　　　　　C. 1~2 岁

　　D. 3~6 岁　　　　　　　　　E. 6~8 岁

9. 婴幼儿唇腭裂整复术的麻醉最好选用

　　A. 基础麻醉加眶下神经阻滞麻醉　　　　B. 双侧眶下神经阻滞麻醉

　　C. 经气管插管的全身麻醉　　　　　　　D. 经鼻腔气管插管的全身麻醉

　　E. 基础麻醉

10. 唇裂手术患儿在全麻清醒后几小时可进流汁

　　A. 清醒后即可　　　　　　　B. 1h　　　　　　　　　　　C. 2h

　　D. 3h　　　　　　　　　　　E. 4h

11. 唇裂术后拆线的时间

　　A. 3 天　　　　　　　　　　B. 4 天　　　　　　　　　　C. 7 天

　　D. 10 天　　　　　　　　　 E. 14 天

12. 腭裂术后拆线的时间

　　A. 3 天　　　　　　　　　　B. 4 天　　　　　　　　　　C. 7 天

　　D. 10 天　　　　　　　　　 E. 14 天

13. 腭裂术后几周可进普食

　　A. 1 周后　　　　　　　　　B. 2 周后　　　　　　　　　C. 3 周后

　　D. 4 周后　　　　　　　　　E. 5 周后

[A₂型题](14~15题,每题2分,共4分):每一道试题以一个病例出现,其下面均有 A、B、C、D、E 五个备选答案,从中选择一个最佳答案,填入答题卡。

14. 女婴,6 个月,右上唇至鼻底完全裂开,该患者诊断分类为

　　A. 右侧Ⅰ°唇裂　　　　　　　　　　　　B. 右侧Ⅱ°唇裂

　　C. 右侧Ⅲ°唇裂　　　　　　　　　　　　D. 单纯性唇裂

　　E. 右侧不完全性唇裂

15. 男婴,3 个月,上腭有一裂隙,由软腭裂向前达硬腭的一部分,牙槽突完整。该患者诊断分类为

　　A. Ⅰ°腭裂　　　　　　　　　　　　　　B. Ⅱ°腭裂

　　C. Ⅲ°腭裂　　　　　　　　　　　　　　D. 隐裂

　　E. 都不是

[A₃/A₄型题](16~17题,每题2分,共4分):下列试题,每组题都有一段共用题干病例描述,然后提出与病例有关的问题,每个问题有 A、B、C、D、E 五个备选答案,答题时,每道题只允许从五个备选答案中选一个最合适的作为正确答案,填入答题卡。

(16~17 题共用题干)

患儿,男,6 个月,诊断为双侧唇裂:左侧完全性唇裂,右侧Ⅱ°唇裂,伴有Ⅱ°腭裂。

16. 双侧唇裂整复术的较合适的年龄在

　　A. 1~2 月龄　　　　　　　　B. 6~2 月龄　　　　　　　　C. 1~2 岁

　　D. 3~6 岁　　　　　　　　　E. 6~8 岁

17. 腭裂修复术宜选择在何时进行
  A. 患儿 6～12 个月   B. 患儿 2～8 个月
  C. 患儿 2～5 岁   D. 患儿 4～6 岁
  E. 患儿 6 岁以后

[B 型题](18～25 题,每题 2 分,共 16 分):**每一道题有 A、B、C、D、E 五个备选答案,然后提出问题,共用这 5 个备选答案,答题时需要为每个题选择一个最合适的作为正确答案,填入答题卡。每个备选答案可以选择 1 次,1 次以上或 1 次也不选。**

(18～22 题共用备选答案)
  A. 上颌突与内侧鼻突融合障碍   B. 上颌突与外侧鼻突融合障碍
  C. 上颌突与下颌突融合障碍   D. 原发腭突与继发突融合障碍
  E. 两侧内侧鼻突融合障碍

18. 唇裂

19. 腭裂

20. 面横裂

21. 面斜裂

22. 上唇正中裂

(23～25 题共用备选答案)
  A. 单侧完全性唇裂   B. 双侧完全性唇裂,唇短小
  C. 双侧不完全性唇裂   D. 腭裂
  E. 隐性唇裂

23. 前唇原长法整复术

24. 前唇加长法整复术

25. 旋转推进整复术

(四) 简答题(共 20 分)
简述三角瓣法和旋转推进法的优缺点。

参 考 答 案

(一) 填空题

1. 3～6 个月,6～12 个月

2. 旋转推进法、三角瓣法

3. Ⅰ°唇裂、Ⅱ°唇裂、Ⅲ°唇裂

4. Ⅰ°腭裂、Ⅱ度腭裂、Ⅲ度腭裂、隐裂

(二) 是非判断题

1. ×   2. √

(三) 选择题

1. A	2. E	3. E	4. A	5. C	6. C	7. C	8. B	9. C	10. E
11. C	12. E	13. C	14. C	15. B	16. B	17. C	18. A	19. D	20. C
21. B	22. E	23. C	24. B	25. A					

(四) 简答题

简述三角瓣法和旋转推进法的优缺点。

答:(1)三角瓣整复法:此法定点明确,易掌握。但要切除部分唇组织,可能术后上唇的外形横向过紧,插入三角瓣的横向切口使人中嵴形态受到破坏。

(2)旋转推进整复法:此法的鼻底封闭较好,切除组织少,形态恢复好,但定点的灵活性大,初学者不易掌握。

(刘俊红)

口腔颌面部后天畸形与缺损

一、教学目标

1. 掌握口腔颌面部后天畸形和缺损临床表现及诊断。
2. 熟悉口腔颌面部后天畸形和缺损治疗原则。
3. 了解口腔颌面部后天畸形和缺损病因。

二、知识要点

1. 口腔颌面部后天畸形和缺损的常见原因（肿瘤及瘤样病变、损伤、炎症）。
2. 整复手术技术特点：
(1) 严格无菌条件。
(2) 尽量爱护保存组织。
(3) 防止或减少粗大瘢痕形成。
(4) 应用显微外科技术。
3. 皮肤移植的种类与特点：
(1) 游离皮片移植。
(2) 皮瓣移植。
4. 皮瓣移植的临床应用。
5. 引导骨再生膜技术与种植赝复体的概念及应用。

（刘俊红）

第十二单元　口腔颌面部后天畸形与缺损自测题

（一）名词解释（每小题 5 分，共 10 分）
1. 中厚皮片
2. 表层皮片

（二）填空题（每空 2 分，共 20 分）
1. 游离皮片移植可按皮肤厚度分为_____、_____、_____三种。
2. 皮瓣移植分为_____、_____、_____三种类型。
3. 口腔颌面部后天畸形和缺损的常见原因_____、_____、_____。
4. _____带有一条知名血管的皮瓣称为皮瓣。

（三）是非判断题（每题 2 分，共 10 分，对者划√，错者划×）
1. 带有一条知名血管的皮瓣称为随意皮瓣。

2. 整复手术的无菌要求与一般外科手术相同。

3. 中厚皮片包括皮肤全层。

4. 表层皮片抗感染能力强,可应用于感染创面。

5. 全厚皮片耐摩擦,但收缩大。

(四) 选择题(每小题 2 分,共 40 分)

[**A₁ 型题**](1～10 题,每题 2 分,共 20 分):**每一道题下面有 A、B、C、D、E 五个备选答案,从中选择一个最佳答案,填入答题卡。**

1. 整复手术的主要目的是
   A. 恢复外形和功能 　　　　　　B. 恢复外形
   C. 恢复功能 　　　　　　　　　D. 提高生存质量
   E. 预防心理疾病

2. 面部血液供应特别丰富部位随意皮瓣的长度比例可放宽为
   A. 1.5：1 　　　　　　　　　　B. 2：1
   C. (2～3)：1 　　　　　　　　 D. 4：1
   E. 5：1

3. 表层皮片的厚度在成人一般为
   A. 0.1～0.2mm 　　　　　　　 B. 0.2～0.25mm
   C. 1.0～2.0mm 　　　　　　　 D. 0.35～0.62mm
   E. 0.75～0.80mm

4. 在有感染的肉芽创面上植皮,宜选用
   A. 全厚皮片 　　　　　　　　　B. 薄中厚皮片
   C. 厚中厚皮片 　　　　　　　　D. 表层皮片
   E. 保存真皮下血管网的全厚皮片

5. 人类表皮由内向外分为 5 层,一般认为表皮损伤不超过哪一层可不致形成瘢痕组织
   A. 粒层 　　　　　　　　　　　B. 角质层
   C. 透明层 　　　　　　　　　　D. 棘层
   E. 基底层

6. 游离皮片移植后,最初数小时的营养供应主要来源于
   A. 创缘的毛细血管 　　　　　　B. 创面的血浆渗出
   C. 血凝块溶解 　　　　　　　　D. 手术后的静脉输入
   E. 皮片本身携带的营养

7. 轴型皮瓣的长宽比例应为
   A. 1：2 　　　　　　　　　　　B. 1.5：1
   C. 2：1 　　　　　　　　　　　D. 3：1
   E. 在血管长轴范围内可不受限制

8. 对偶三角瓣主要适用于
   A. 整复邻近组织缺损 　　　　　B. 毛发移植
   C. 器官再植 　　　　　　　　　D. 松解条索状瘢痕挛缩
   E. 覆盖感染创面

9. "Z"成形术最常用的角度是

A. 90°   B. 75°

C. 60°   D. 45°

E. 30°

10. 关于皮片移植的生理变化,以下错误的一项是

    A. 皮片移植数分钟,创面毛细血管扩张,血浆渗出,维持皮片存活

    B. 8h 后,创面毛细血管与皮片毛细血管吻合,建立血液循环

    C. 48～72h 后,皮片已基本成活

    D. 术后 8 天,皮片已有足够的血供

    E. 术后 2 年,神经末梢开始生长

[**A₂ 型题**](11～14 题,每题 2 分,共 8 分):**每一道试题以一个病例出现,其下面均有 A、B、C、D、E 五个备选答案,从中选择一个最佳答案,填入答题卡。**

11. 患者因下唇皮肤瘢痕所致轻度下唇外翻,选择 V-Y 成形术进行矫治。V-Y 成形术中设计的皮瓣属于

    A. 旋转皮瓣   B. 岛状皮瓣

    C. 隧道皮瓣   D. 推进皮瓣

    E. 移位皮瓣

12. 患者两侧口角不对称,要求进行矫治。医生经检查后手术设计方案为:应用 Z 字成形术进行矫治。如果 Z 字成形术的角度选用 60°时,皮瓣的延长率可达到

    A. 50%   B. 75%

    C. 100%   D. 125%

    E. 150%

[**A₃/A₄ 型题**](13～14 题,每题 2 分,共 4 分):**下列试题,每组题都有一段共用题干病例描述,然后提出与病例有关的问题,每个问题有 A、B、C、D、E 五个备选答案,答题时,每道题只允许从五个备选答案中选一个最合适的作为正确答案,填入答题卡。**

(13～14 题共用题干)

患者,男,56 岁。因上唇中部挫裂伤致上唇出现约 2cm×2.5cm 的组织缺损,且伴有上前牙外露。

13. 该患者在行清创缝合术时,应选择哪一种方法

    A. 唇交叉组织瓣转移术   B. 滑行皮瓣成形术

    C. 轴型皮瓣成型术   D. 旋转皮瓣成型术

    E. 岛状皮瓣成形术

14. 如果选择唇交叉组织瓣整复上唇缺损,其断蒂时间应为术后

    A. 1 周   B. 1～2 周

    C. 2 周   D. 2～3 周

    E. 3～4 周

[**B 型题**](15～20 题,每题 2 分,共 8 分):**每一道题有 A、B、C、D、E 五个备选答案,然后提出问题,共用这 5 个备选答案,答题时需要为每个题选择一个最合适的作为正确答案,填入答题卡。每个备选答案可以选择 1 次,1 次以上或 1 次也不选。**

(15～16 题共用备选答案)

    A. 移位皮瓣   B. 推进皮瓣

C. 旋转皮瓣　　　　　　　D. 轴型皮瓣

E. 游离皮瓣

15. 又称为对偶三角交叉皮瓣的是

16. V-Y 成形术是

（17~20 题共用备选答案）

A. 表层皮片

B. 中厚皮片

C. 全厚皮片

D. 随意皮瓣

E. 轴型皮瓣

17. 在感染创面上能生长的是

18. 厚度包括表皮及真皮全层的皮片是

19. 皮瓣内没有知名血管供应的皮瓣是

20. 不受长宽比例限制的皮瓣是

（五）简答题（共 20 分）

1. 简述游离皮片移植的适应证。（10 分）

2. 概述皮瓣移植的适应证。（10）

参 考 答 案

（一）名词解释

1. 中厚皮片：包括表皮和部分真皮。

2. 表层皮片：包括表皮层和极少的真皮乳头层，是最薄的皮片。

（二）填空题（每空 2 分，共 20 分）

1. 表层皮片、中厚皮片、全厚皮片

2. 带蒂皮瓣、游离皮瓣、管状皮瓣

3. 肿瘤、损伤、感染

4. 轴形皮瓣

（三）是非判断题

1. ×　　2. ×　　3. ×　　4. √　　5. ×

（四）选择题

1. A　2. D　3. B　4. D　5. E　6. B　7. E　8. D　9. C　10. C

11. D　12. B　13. A　14. D　15. A　16. B　17. A　18. C　19. D　20. E

（五）简答题

1. 简述游离皮片移植的适应证。

答：皮片移植术主要用于修复体表软组织的浅层缺损。表层皮片主要用于闭合创面。如三度烧伤创面，即可用表层皮片消灭创面；也可用于闭合血运极差以及细菌感染的创面等。此外，口腔、鼻腔手术创面也需要用此种皮片修复。中厚皮片广泛地运用在各类新鲜创面和肉芽创面，根据受皮区的部位决定中厚皮片的厚薄。全厚皮片通常用于颜面、颈部、手掌、足跖等磨压和负重多的部位。

2. 概述皮瓣移植的适应证。

整复面、颊、颏部等处的软组织缺损,包括肿瘤手术后缺损立即整复。某些颌面部器官的再造,如腭、鼻、眼睑、耳郭等的缺损。封闭或覆盖深部组织(如肌腱、肌、神经、大血管、骨等)或者暴露的创面。整复颊部、鼻部等洞穿性缺损。其他如矫治颈部瘢痕挛缩等。

→ **第十三单元**

口腔颌面医学影像技术及诊断

一、教学目标

1. 掌握识别正常牙体、牙周组织、颌骨区、颞下颌关节及唾液腺的影像。
2. 熟悉颌骨骨折的 X 线片诊断。
3. 能够对牙体、牙周、根尖常见疾病的 X 线片做出正确诊断。
4. 了解各类口腔颌面 X 线的投照技术,并能够根据需要进行操作。
5. 了解颌骨肿瘤、唾液腺常见疾病的 X 线片诊断。

二、知识要点

1. X 线平片的投照技术:
(1)口内片:根尖片、殆翼片、殆片。
(2)口外片:下颌骨侧斜位片、下颌骨后前位片、鼻颏位片、颞下颌关节侧斜位片。
2. 曲面体层摄影技术。
3. CT 检查。
4. 唾液腺造影技术。
5. 正常正常牙体、牙周组织、颌骨区、颞下颌关节及唾液腺的影像。
6. 牙体、牙周、根尖常见疾病的 X 线片诊断。
7. 颌骨骨折的 X 线片诊断。
8. 颌骨肿瘤的 X 线片诊断。
9. 唾液腺常见疾病的 X 线片诊断。

（刘俊红）

第十三单元 口腔颌面医学影像技术及诊断自测题

（一）名词解释(共 3 分)

曲面断层摄影

（二）填空题(每空 1 分,共 6 分)

1. 口内片的类型有_____、_____、_____。

2. 在 X 线片上,密度大的组织显示_____色,密度小的组织显示_____色,密度中等的组织显示_____色。

（三）是非判断题(每题 1 分,共 3 分,对者划√,错者划×)

1. 牙釉质含矿物质多而致密,X 线透过度高,影像为黑色。

2. 龋病 X 线影像显示为龋坏区密度减低,大小、深浅不同的牙体硬组织缺损。

3. 畸形中央尖 X 线影像显示髓室高,根管粗大,根尖常有吸收,常合并根尖周病变。

(四)选择题(每小题 2 分,共 80 分)

[**A₁ 型题**](1～16 题,每题 2 分,共 32 分):**每一道题下面有 A、B、C、D、E 五个备选答案,从中选择一个最佳答案,填入答题卡。**

1. 投照上前牙时,应使
 A. 前牙的唇侧面与地面垂直
 B. 听鼻线与地面平行
 C. 听口线与地面平行
 D. 听眶线与地面平行
 E. 咬合平面与地面平行

2. 投照下颌后牙时
 A. 听鼻线与地面平行
 B. 听口线与地面平行
 C. 听眶线与地面平行
 D. 听鼻线与地面垂直
 E. 听口线与地面垂直

3. 牙齿及牙周组织在根尖片上由下列哪几部分组成
 A. 牙本质、牙骨质、髓腔、牙槽骨、骨硬板及牙周膜
 B. 牙釉质、牙本质、髓室、牙槽骨、骨硬板及牙周膜
 C. 牙釉质、牙本质、髓腔、牙槽骨、骨硬板及牙周膜
 D. 牙釉质、牙本质、髓腔、牙槽骨、骨皮质及牙周膜
 E. 牙釉质、牙本质、髓腔、牙槽骨、骨松质及牙周膜

4. 涎腺造影可用于
 A. 检查导管阳性涎石
 B. 判断涎瘘的位置及种类
 C. 鉴别涎腺肿瘤与咽旁肿瘤
 D. 定量检查涎腺功能
 E. 检查涎腺肿瘤与血管的关系

5. 涎腺造影的禁忌证是
 A. 涎腺的慢性炎症
 B. 使用抗凝血药物
 C. 开口受限
 D. 腺体外肿物
 E. 涎腺急性炎症期

6. 许勒位主要用于检查
 A. 髁突骨折
 B. 颞下颌关节脱位
 C. 颞下颌关节区肿瘤
 D. 颞下颌关节盘移位情况
 E. 喙突的改变

7. 华氏位片上以下哪个结构显示最佳
 A. 下颌骨
 B. 鼻骨
 C. 上颌窦
 D. 筛窦
 E. 蝶窦

8. 关于中央性颌骨骨髓炎的 X 线片表现,以下哪种说法是错误的
 A. 骨小梁模糊不清,有骨质破坏
 B. 病变边界不清
 C. 骨质破坏严重处可有骨膜反应
 D. 可有死骨形成
 E. 可见弥漫性骨密度增高

9. 关于边缘性骨髓炎 X 线片表现,以下哪种说法是错误的
   A. 可见弥漫性骨刻度增高
   B. 可有局限性骨质破坏灶
   C. 大量死骨形成
   D. 骨密质外有骨质增生
   E. 可见骨膜反应

10. X 线片表现为根尖周圆形透射区,边缘有致密线条环绕的是
    A. 急性根尖周炎
    B. 慢性根尖脓肿
    C. 根尖肉芽肿
    D. 根尖囊肿
    E. 牙骨质增生

11. 表现为根尖周界限清楚的透射区,周围无致密线条环绕的是
    A. 急性根尖周炎
    B. 慢性根尖脓肿
    C. 根尖肉芽肿
    D. 根尖囊肿
    E. 牙瘤

12. X 线片上可以无明显骨质破坏表现的是
    A. 急性根尖周炎
    B. 慢性根脓肿
    C. 根尖肉芽肿
    D. 根尖囊肿
    E. 慢性根尖脓肿急性发作

13. 牙周病活动期牙槽骨吸收表现为
    A. 牙槽骨吸收边缘整齐、平滑
    B. 牙槽骨吸收边缘可见薄层致密骨形成
    C. 骨硬板不清晰,部分或全部消失
    D. 骨纹理增粗,骨硬板增厚
    E. 牙骨质增生,牙周膜间隙变窄甚至消失

14. 下列病变中显示为牙齿硬组织窝洞状缺损的是
    A. 龋齿
    B. 牙髓钙化
    C. 牙内吸收
    D. 牙根吸收
    E. 牙根折裂

15. 下列病变中显示为前牙针形高密度影像的是
    A. 邻面龋
    B. 弥散性牙髓钙化
    C. 局限性牙髓钙化
    D. 牙内吸收
    E. 牙中牙

16. 显示为髓腔内圆形高密度影像的是
    A. 邻面龋
    B. 牙根吸收
    C. 髓石
    D. 牙内吸收
    E. 牙骨质瘤

[**A₂ 型题**](17~20 题,每题 2 分,共 8 分):**每一道试题以一个病例出现,其下面均有 A、B、C、D、E 五个备选答案,从中选择一个最佳答案,填入答题卡。**

17. 患者,男,9 岁,颏部外伤 9h,急诊时拍摄曲面体层发现下颌正中及双侧髁状突骨折。如欲进一步观察髁状突骨折内外方向移位情况,应投照
    A. 许勒位
    B. 经咽侧位
    C. 下颌骨开口后前位
    D. 曲面体层

E. 下颌骨侧位

18. 患者,男,40岁,左颌下腺进食后肿2周,下颌横断片未见阳性结石征象,如果怀疑颌下腺导管后段阳性结石。应进行下列哪种检查

    A. 颌下腺造影   B. 颌下腺侧位

    C. 口内三角片   D. 鼓颊后前位

    E. 下颌骨侧位片

19. 患者,女,55岁,左腮腺肿物3个月,生长较快,腮腺造影表现为腺泡不规则充盈缺损,造影剂外溢,应诊断

    A. 慢性阻塞性腮腺炎   B. 腮腺恶性肿瘤

    C. 复发性腮腺炎   D. 涎石病

    E. 腮腺瘘

20. 患者,男,30岁,右面部肿胀伴开口受限周,既往有右下后牙反复肿痛史。X线表现为右下颌第三磨牙阻生,下颌升支弥漫性密度增高,其中可见局限性骨质破坏,升支外侧密质骨无明显破坏,但密质骨外有成堆的骨质增生,应诊断为

    A. 牙源性中央性颌骨骨髓炎   B. 牙源性边缘性颌骨骨髓炎

    C. 成骨肉瘤   D. 骨纤维异常增殖症

    E. 颌骨结核

[**A₃/A₄型题**](21~32题,每题2分,共24分):**下列试题,每组题都有一段共用题干病例描述,然后提出与病例有关的问题,每个问题有 A、B、C、D、E 五个备选答案,答题时,每道题只允许从五个备选答案中选一个最合适的作为正确答案,填入答题卡。**

(21~22题共用题干)

患者,女,50岁,口干2年,双腮腺反复肿大,临床检查唾液流量降低。

21. 腮腺腺造影应选择什么造影剂

    A. 40%泛影葡胺   B. 20%泛影葡胺

    C. 60%泛影葡胺   D. 60%碘化油

    E. 20%碘化油

22. 患者,男,30岁。腮腺造影表现为末梢导管扩张,腺泡充盈缺损,追问病史有幼年发病史,应怀疑为

    A. 腮腺良性肿瘤   B. 舍格伦综合征

    C. 成人复发性腮腺炎   D. 腮腺结核

    E. 阻塞性腮腺炎

(23~25题共用题干)

患者,男,2岁,因牙齿排列不齐要求正畸治疗,检查见前牙拥挤。

23. 适于观察混合牙列乳恒牙交替情况的是

    A. 曲面断层片   B. 上颌前牙翼合片

    C. 上颌骨华氏位片   D. 下颌骨侧位片

    E. 上颌前牙根尖片

24. 如果拍片时发现上颌中切牙之间有一外形类似牙的高密度区,最可能应诊断为

    A. 多生牙   B. 牙瘤

    C. 牙骨质瘤   D. 致密性骨炎

  E. 根尖肉芽肿

  25. 如果检查口腔内一侧尖牙缺失,拍片时发现上颌骨体内双尖牙根尖区有一外形类似尖牙的高密度区。应诊断为

    A. 牙瘤   B. 尖牙埋伏阻生   C. 牙骨质瘤

    D. 致密性骨炎   E. 根尖肉芽肿

(26～27题共用题干)

  患者,男,30岁,因车祸面部外伤2天,检查见两侧面部不对称,左侧下睑肿胀、瘀血,口内检查左侧后牙早接触,要想检查上颌骨是否有骨折。

  26. 首先应拍照下列哪些片位

    A. 上颌体腔   B. 上颌前部殆片

    C. 上颌正位体层   D. 华氏位

    E. 颧骨后前位

  27. X线片显示左上颌骨折,骨折线横过鼻背、眶部,经颧骨上方达翼突,应诊断为

    A. LeFortⅠ型骨折   B. LeFortⅡ型骨折

    C. LeFortⅢ型骨折   D. 颅底骨折

    E. 鼻骨骨折骨折

(28～29题共用题干)

  患者,男,20岁,左下后牙疼痛1个月。检查见左下第二磨牙有一深龋洞,颊侧根尖部黏膜红肿,有一肿物约1cm大小,触之有波动感。左下第二磨牙松动,叩诊(＋＋＋)。

  28. 做辅助检查,应拍摄下列哪些片位

    A. 左下第二磨牙根尖片   B. 下颌体腔片

    C. 下颌前部殆征   D. 下颌骨后前位

    E. 左下颌骨切线位

  29. X线表现为左下第二磨牙根尖部有一骨密度减低区,边界不清,周围无骨化环形成。诊断应为

    A. 颌骨中央性骨髓炎   B. 造釉细胞瘤

    C. 成骨肉瘤   D. 颌骨中央性癌

    E. 慢性根尖脓肿

(30～32题共用题干)

  患者,女,8岁,右下颌膨隆畸形2年,无疼痛。

  30. 做辅助检查,应拍摄下列哪些片位

    A. 右下颌骨侧位   B. 右下颌体腔片

    C. 右下颌前部牙根尖片   D. 下颌骨后前位

    E. 左下颌骨切线位

  31. 如果X线表现呈多房性囊性影像,分房大小相差悬殊,颌骨膨胀明显,病变区牙根呈截根样吸收,应诊断为

    A. 牙源性角化囊肿   B. 骨纤维异常增殖症

    C. 含牙囊肿   D. 成釉细胞瘤

    E. 颌骨中央性癌

32. 下颌横断殆片常用于观察
  A. 下颌牙的变化   B. 下颌骨骨损的变化
  C. 颌下区软组织肿瘤的大小   D. 颌下腺导管结石与异物的定位
  E. 颌下腺囊肿的大小

[B 型题](33～40 题,每题 2 分,共 16 分):**每一道题有 A、B、C、D、E 五个备选答案,然后提出问题,共用这 5 个备选答案,答题时需要为每个题选择一个最合适的作为正确答案,填入答题卡。每个备选答案可以选择 1 次,1 次以上或 1 次也不选。**

(33～35 题共用备选答案)
  A. 水平型牙槽骨吸收   B. 垂直型牙槽骨吸收
  C. 混合型牙槽骨吸收   D. 牙根吸收
  E. 牙骨质增生

33. 多见于成人单纯性牙周炎的是
34. 多由于咬合创伤所致的是
35. 多见于青少年牙周炎的是

(36～40 题共用备选答案)
  A. 根端囊肿   B. 含牙囊肿
  C. 牙源性角化囊性瘤   D. 鼻腭囊肿
  E. 球状上颌囊肿

36. 在拔牙后的牙槽窝下方出现的圆形囊性影像多为
37. 呈多房性囊性影像,分房大小相近,穿刺囊内容物为皮脂样物质。多为
38. 呈多发性囊性影像,且术后易于复发者多为
39. 呈多房性囊性影像,同时伴有皮肤基底细胞痣、肋分叉及脊柱锥体畸形者为
40. 位于上颌切牙牙根之间的囊性影像,形似鸡心形;中切牙移位,但骨硬板及牙周膜间隙连续不断者多为

(五)简答题(共 8 分)
简述根尖囊肿 X 线的表现。

参 考 答 案

(一)名词解释
曲面断层摄影:根据人体颌骨和牙列呈弓形,利用体层摄影和狭缝摄影原理而设计的固定三轴连续转换体层摄影机来完成的。

(二)填空题
1. 根尖片、殆翼片、殆片
2. 白色、黑色、灰白色

(三)是非判断题
1. ×   2. √   3. √

(四)选择题
1. A   2. B   3. C   4. B   5. E   6. A   7. C   8. E   9. C   10. D
11. C   12. A   13. C   14. A   15. C   16. C   17. C   18. B   19. B   20. B
21. C   22. C   23. A   24. A   25. B   26. D   27. C   28. A   29. E   30. A

31. D   32. D   33. A   34. B   35. C   36. A   37. C   38. C   39. C   40. D

（五）简答题

简述根尖囊肿 X 线的表现。

答:X 线片显示囊腔呈均匀黑色影像,在囊肿周围有密度较高的白色线条包绕,称骨化环。若囊肿合并感染,则囊肿密度增高,呈灰色影像,骨化环可能消失。

（刘俊红、张圣敏）

第二篇 口腔颌面外科实训指导

第一单元

口腔颌面外科基本操作

实训一 口腔检查与病历书写

一、实训目的

1. 掌握口腔检查方法及口腔颌面外科门诊病历书写要求。
2. 熟悉颌面部检查方法。
3. 了解口腔外科住院病历书写要求。
4. 通过角色扮演医患关系，练习医患之间的交流与沟通。

二、实训内容

1. 观看口腔检查的电教片。
2. 观摩教师口腔检查的示教。
3. 学生角色扮演医患关系，相互进行口腔颌面部检查。
4. 书写口外门诊病历。

三、实训材料

口腔检查器械及设备、直尺、消毒手套等。

四、实训方法

1. 口腔检查：
(1)口腔前庭检查。
(2)牙的检查。
(3)颌关系检查。
(4)张口度检查。
(5)固有口腔检查。
2. 颌面部检查　表情、意识、外形与色泽。

3. 颈部检查：

（1）一般检查：外形、色泽、轮廓、活动度、有无肿胀、畸形、斜颈、溃疡及瘘管。

（2）淋巴结检查：数目、大小、性质、硬度、活动度等情况。

4. 颞下颌关节检查　以双手小指伸入外耳道内，向前方触诊，以两手拇指分别置于两侧耳屏前关节外侧，嘱患者做张闭口运动，检查髁状突的动度及有无弹响、摩擦音等；关节区咀嚼肌群有无压痛；张口度及侧向运动度。

5. 唾液腺检查　腮腺触诊一般以食、中、无名三指平触为宜，下颌下腺及舌下腺常用双手合诊法检查。检查内容包括腺体的大小、形态、有无肿块，口内的导管有无充血、肿块、变硬、结石；挤压腺体分泌液的情况。

6. 简述门诊病历书写格式与要求　门诊病历：初诊病历包括主诉、病史、检查、诊断、处理、建议和治疗计划、签名。

五、实训结果

学生分组，互相进行口腔检查并记录检查结果，书写一个口外门诊病历。

六、注意事项

1. 口腔颌面部检查时注意检查方法要正确。

2. 病历书写基本格式要准确。

七、评定与实训报告

1. 评定学生对口腔颌面外科临床检查方法和正确描述方法的掌握程度。

口腔颌面外科临床检查评分表

项目	内容	分值（100分）	得分
口腔检查	调节椅位及灯光	10	
	主要内容	10	
	检查方法的准确性	10	
颌面部检查	主要内容	15	
	检查方法的准确性	15	
颈部检查	主要内容	10	
	检查方法的准确性	10	
颞下颌关节检查	主要内容	5	
	检查方法的准确性	5	
唾液腺检查	主要内容	5	
	检查方法的准确性	5	

2. 评定学生书写口腔颌面外科门诊病历的质量,评分标准见下表。

口腔颌面外科门诊病历书写

内容	分值(100 分)	得分
主诉	15	
病史	25	
体格检查	20	
辅助检查	10	
初步诊断	14	
处理意见	14	
签名	2	

实训二　口腔颌面外科手术基本操作

一、实训目的

1. 掌握常用的手术消毒与灭菌的方法。
2. 练习口腔颌面外科手术的基本操作。

二、实训内容

1. 手术器械、敷料的消毒方法。
2. 手术者的消毒。
3. 手术区的消毒。
4. 口腔颌面外科手术的基本操作:切口设计、切开、缝合、拆线、换药。
5. 创口绷带包扎方法。

三、实训材料

11 号尖刀、刀柄、组织剪、血管钳、持针器、皮镊、铺巾钳、三角针、缝线、海绵、绷带。

四、实训方法

1. 消毒铺巾:
(1)消毒方法:无菌切口的消毒方法,从术区中心开始,向四周环绕涂布。感染创口的消毒方法,从四周开始,向术区中心环绕涂布。
(2)消毒范围:头颈部手术消毒范围应至少在术区外 10cm。
(3)消毒铺巾法:①包头法。②手术野铺巾法。
2. 基本包扎法:
(1)十字交叉法。
(2)单眼包扎法。
3. 基本手术操作:

(1)常用手术器械识别及使用方法。

(2)指导学生在海绵上练习切开、缝合及打结、拆线方法。

五、实训结果

学生熟练掌握基本手术操作的操作方法。

六、注意事项

1. 手术区涂布时不可留有空白区。

2. 避免药液流入呼吸道、眼内及耳道内。

3. 同一术区消毒 3~4 遍。

七、评定与实训报告

1. 评定学生对口腔颌面外科消毒铺巾、包扎技术和缝合的操作正确与熟练程度。评分标准见下表。

口腔颌面外科基本操作技术评分表

项目	内容	分值(100 分)	得分
消毒铺巾	消毒操作	10	
	消毒范围	10	
	铺巾(包头法)	10	
	铺巾(手术野铺巾法)	10	
头面部基本包扎技术	十字交叉法	20	
	单眼包扎法	20	
基本手术操作	缝合的效果	20	

2. 实训完成后,书写实训报告。

(周 静 王 新)

第二单元

口腔颌面外科局部麻醉与拔牙

实训一　上颌前牙局部麻醉与拔除方法与步骤

一、实训目的

1. 掌握拔除上颌前牙局部麻醉方法：
(1)上牙槽前神经的浸润注射法。
(2)鼻腭神经阻滞麻醉法(切牙孔注射法)。
2. 学会拔除上颌前牙拔牙器械的识别及其使用方法。
3. 学会拔除上颌前牙操作方法(钳拔法)。

二、实训内容

1. 在仿头模上练习拔除上颌前牙局部麻醉方法：
(1)上牙槽前神经的浸润注射法。
(2)鼻腭神经阻滞麻醉法(切牙孔注射法)。
2. 识别拔除上颌前牙的拔牙器械，并练习使用方法。
3. 在仿头模上练习拔除上颌前牙操作方法(钳拔法)。

三、实训材料

头颅标本、仿头模、局麻必备的药物、拔牙器械。

四、实训方法

1. 先由教师复习讲解(结合三叉神经解剖)，常用局部麻醉法，再由学生模拟注射：
(1)上牙槽前神经的浸润注射法。
(2)鼻腭神经阻滞麻醉法(切牙孔注射法)。
2. 识别拔除上颌前牙的拔牙器械，并练习使用方法。
3. 在仿头模上练习拔除上颌前牙操作方法(钳拔法)。

五、实训结果

1. 能够准确叙述局麻的方法与步骤：
(1)上牙槽前神经的浸润注射法。

（2）鼻腭神经阻滞麻醉法（切牙孔注射法）。

2. 掌握拔除上颌前牙的拔牙器械的识别及其使用方法。

3. 掌握拔除上颌前牙操作方法（钳拔法）。

六、评定与实训报告

1. 教师评定学生对于上颌前牙麻醉与拔除的掌握情况。

2. 实训完成后书写实训报告。

实训二 上颌前磨牙的麻醉与拔牙方法步骤

一、实训目的

1. 掌握拔除上颌前磨牙局部麻醉方法：

（1）上牙槽中神经的浸润注射法。

（2）腭前神经阻滞麻醉法（腭大孔注射法）。

2. 掌握拔除上颌前磨牙的拔牙器械的识别及其使用方法。

3. 掌握拔除上颌前磨牙操作方法（钳拔法、挺拔法）。

二、实训内容

1. 在仿头模上练习拔除上颌前磨牙局部麻醉方法：

（1）上牙槽中神经的浸润注射法。

（2）腭前神经阻滞麻醉法（腭大孔注射法）。

2. 识别拔除上颌前磨牙的拔牙器械，并练习使用方法。

3. 在仿头模上练习拔除上颌前磨牙操作方法（钳拔法、挺拔法）。

三、实训材料

头颅标本、仿头模、局麻必备的药物、拔牙器械。

四、实训方法

1. 先由教师复习讲解（结合三叉神经解剖）常用局部麻醉法，再由学生模拟注射：

（1）上牙槽中神经的浸润注射法。

（2）腭前神经阻滞麻醉法（腭大孔注射法）。

2. 识别拔除上颌前磨牙的拔牙器械，并练习使用方法。

3. 在仿头模上练习拔除上颌前磨牙操作方法（钳拔法）。

五、实训结果

1. 能够准确叙述局麻的方法与步骤：

（1）上牙槽中神经的浸润注射法。

（2）腭前神经阻滞麻醉法（腭大孔注射法）。

2. 学会拔除上颌前磨牙的拔牙器械的识别及其使用方法。

3. 学会拔除上颌前磨牙操作方法（钳拔法）。

六、评定与实训报告

1. 教师评定学生对于上颌前磨牙麻醉与拔除的掌握情况。

2. 实训完成后书写实训报告。

实训三　上颌磨牙的麻醉与拔牙方法步骤

一、实训目的

1. 掌握拔除上颌磨牙局部麻醉方法：

(1)上牙槽中神经的浸润注射法。

(2)上牙槽后神经的阻滞注射法。

(3)腭前神经阻滞麻醉法（腭大孔注射法）。

2. 掌握拔除上颌磨牙的拔牙器械的识别及其使用方法。

3. 掌握拔除上颌磨牙简单操作方法（钳拔法、挺拔法）。

4. 熟悉拔除上颌磨牙复杂操作方法（分牙法）。

二、实训内容

1. 在仿头模上练习拔除上颌磨牙局部麻醉方法：

(1)上牙槽中神经的浸润注射法。

(2)上牙槽后神经的阻滞注射法。

(3)腭前神经阻滞麻醉法（腭大孔注射法）。

2. 识别拔除上颌磨牙的拔牙器械，并练习使用方法。

3. 在仿头模上练习拔除上颌磨牙操作方法（钳拔法、挺拔法、分牙法）。

三、实训材料

头颅标本、仿头模、局麻必备的药物、拔牙器械。

四、实训方法

1. 先由教师复习讲解（结合三叉神经解剖），常用局部麻醉法，再由学生模拟注射：

(1)上牙槽中神经的浸润注射法。

(2)上牙槽后神经的阻滞注射法。

(3)腭前神经阻滞麻醉法（腭大孔注射法）。

2. 识别拔除上颌磨牙的拔牙器械，并练习使用方法。

3. 在仿头模上练习拔除上颌磨牙操作方法（钳拔法）。

五、实训结果

1. 能够准确叙述局麻的方法与步骤：

（1）上牙槽中神经的浸润注射法。

（2）上牙槽后神经的阻滞注射法。

（3）腭前神经阻滞麻醉法（腭大孔注射法）。

2. 学会拔除上颌磨牙的拔牙器械的识别及其使用方法。

3. 学会拔除上颌磨牙操作方法（钳拔法、挺拔法、分牙法）。

六、评定与实训报告

1. 教师评定学生对于上颌磨牙麻醉与拔除的掌握情况。

2. 实训完成后书写实训报告。

实训四　下颌前牙、前磨牙、磨牙的麻醉与拔牙方法步骤

一、实训目的

1. 掌握拔除下颌前牙、前磨牙、磨牙局部麻醉方法：

（1）下牙槽神经的阻滞注射法。

（2）颊神经的阻滞注射法。

（3）舌神经阻滞麻醉法。

2. 掌握拔除下颌前牙、前磨牙、磨牙的拔牙器械的识别及其使用方法。

3. 掌握拔除下颌前牙、前磨牙、磨牙简单操作方法（钳拔法、挺拔法）。

4. 熟悉拔除下颌磨牙复杂操作方法（分牙法）。

二、实训内容

1. 在仿头模上练习拔除下颌前牙、前磨牙、磨牙局部麻醉方法：

（1）下牙槽神经的阻滞注射法。

（2）颊神经的阻滞注射法。

（3）舌神经阻滞麻醉法。

2. 识别拔除下颌前牙、前磨牙、磨牙的拔牙器械，并练习使用方法。

3. 在仿头模上练习拔除下颌前牙、前磨牙、磨牙操作方法（钳拔法、挺拔法、分牙法）。

三、实训材料

头颅标本、仿头模、局麻必备的药物、拔牙器械

四、实训方法

1. 先由教师复习讲解（结合三叉神经解剖），常用局部麻醉法，再由学生模拟注射：

（1）下牙槽神经的阻滞注射法。

（2）颊神经的阻滞注射法。

（3）舌神经阻滞麻醉法。

2. 识别拔除下颌前牙、前磨牙、磨牙的拔牙器械，并练习使用方法。

3. 在仿头模上练习拔除下颌前牙、前磨牙、磨牙操作方法（钳拔法、挺拔法、分牙法）。

五、实训结果

1. 能够准确叙述局麻的方法与步骤：
(1)下牙槽神经的阻滞注射法。
(2)颊神经阻滞注射法。
(3)舌神经阻滞麻醉法。
2. 学会拔除下颌前牙、前磨牙、磨牙的拔牙器械的识别及其使用方法。
3. 学会拔除下颌前牙、前磨牙、磨牙操作方法(钳拔法、挺拔法、分牙法)。

六、评定与实训报告

1. 教师评定学生对于下颌前牙、前磨牙、磨牙麻醉与拔除的掌握情况。
2. 实训完成后书写实训报告。

实训五　局麻与拔牙病例分析与病史采集

一、实训目的

1. 模拟对拔牙患者进行病史采集,让学生学会与患者的沟通技巧。
2. 运用所学局麻与拔牙的理论知识进行病史采集及病例分析。
3. 锻炼学生的理论联系临床实践的能力。
4. 加强学生职业素养的形成。

二、实训内容

1. 对拔牙患者的病史采集。
2. 局麻与拔牙病例的分析。

三、实训方法

1. 通过角色扮演,练习对拔牙患者的病史采集。
2. 教师课前准备多个局麻与拔牙病例,学生通过分组讨论,对病例进行分析,最后由教师进行综合评价。

四、实训结果

1. 学会对拔牙患者的病史采集的问诊方法。
2. 领悟局麻与拔牙病例的分析要点。

五、评定与实训报告

1. 教师评定学生对于局麻与拔牙病例的掌握情况。
2. 实训完成后书写实训报告。

实训六 见习各类牙齿拔除术

一、实训目的

1. 通过医院见习,让学生与实际工作环境零距离接触,学会与患者的交流与沟通。
2. 了解口腔医生的实际工作任务。
3. 锻炼学生的理论联系临床实践的能力。
4. 加强学生职业素养的形成。

二、实训内容

1. 观摩医院中医护人员的实际工作环境。
2. 见习口腔医生局麻与拔牙的操作过程。

三、实训方法

医院见习。

四、实训结果

通过见习牙拔除术能准确地书写口外门诊病历。

五、注意事项

加强无菌、消毒意识。

六、评定与实训报告

1. 教师评定学生对于局麻与拔牙病例的掌握情况。
2. 实训完成后书写实训报告。

七、评定与实训报告

1. 教师评定学生对各类牙齿及牙根拔除手术方法及步骤的掌握情况。
2. 实训完成后书写实训报告。

(周 静 辛世鹏)

口腔颌面部感染的诊断与治疗

实训　口腔颌面部感染病例分析与病史采集

一、实训目的

1. 模拟对口腔颌面部感染患者进行病史采集，让学生学会与患者的沟通技巧。
2. 运用所学口腔颌面部感染的理论知识进行病史采集及病例分析。
3. 锻炼学生的理论联系临床实践的能力。
4. 加强学生职业素养的形成。

二、实训内容

1. 对口腔颌面部感染患者进行病史采集。
2. 口腔颌面部感染病例的分析。

三、实训方法

1. 通过角色扮演，练习对口腔颌面部感染患者的病史采集。
2. 教师课前准备多个口腔颌面部感染病例，学生通过分组讨论，对病例进行分析，最后由教师进行综合评价。

四、实训结果

1. 学会对口腔颌面部感染患者的病史采集。
2. 领悟口腔颌面部感染病例的分析要点。

五、评定与实训报告

1. 通过讨论口腔颌面部感染的病例，评定学生对口腔颌面部感染诊治有关知识的掌握情况。
2. 实训完成后书写实训报告。

（周　静　王宁宁）

第四单元

口腔颌面部损伤的处理

实训一　软组织损伤的处理方法

一、实训目的

1. 掌握口腔颌面部软组织损伤特点及其抢救处理方法。
2. 学会一般创口清创术的操作步骤。
3. 了解特殊类创口的处理方法。
4. 加强口腔颌面外科基本操作技能的训练。

二、实训内容

1. 在实训模型上进行一般创口的清创术操作。
2. 舌、腭、颊、口角部位的创口的处理方法。

三、实训材料

11 号尖刀、刀柄、组织剪、血管钳、持针器、皮镊、铺巾钳、三角针、缝线、海绵、绷带。

四、实训方法

1. 创口清创术的操作步骤:指导学生在实训模型上练习冲洗创口、整理创口、缝合创口的方法。
2. 舌、腭、颊、口角部位的创口的处理:通过观看视频学习。

五、实训结果

学生熟练掌握创口清创术的操作步骤。

六、评定与实训报告

1. 教师评定学生在模型上进行的清创术的结果。
2. 实训完成后,书写实训报告。

实训二　口腔颌面部硬组织损伤处理方法

一、实训目的

1. 掌握牙及牙槽突损伤的诊断及处理（松牙固定术）。
2. 熟悉颌骨骨折的治疗方法：颌间结扎法。

二、实训内容

1. 松牙固定术。
2. 颌间结扎法。

三、实训材料

牙颌模型、结扎丝、牙弓夹板、持针器、钢丝剪。

四、实训方法

1. 教师带领学生复习课上学习内容牙及牙槽骨损伤的诊断。
2. 在牙颌模型上示教与练习各种结扎法：
(1)金属丝结扎法。
(2)"8"字结扎法。
(3)牙弓夹板结扎法。
(4)颌间结扎法。

五、实训结果

评定四种结扎法的优缺点。

六、注意事项

结扎丝头扭紧剪短后，推压至牙间隙处，以免刺激口腔黏膜。

七、评定与实训报告

1. 教师评定学生在牙颌模型上进行三种结扎方法的结果。
2. 实训完成后书写实训报告。

实训三　口腔颌面部损伤病例分析与病史采集

一、实训目的

1. 模拟对口腔颌面部损伤患者进行病史采集，让学生学会与患者的沟通技巧。
2. 运用所学口腔颌面部损伤的理论知识进行病史采集及病例分析。

3. 锻炼学生的理论联系临床实践的能力。

4. 加强学生职业素养的形成。

二、实训内容

1. 对口腔颌面部损伤患者进行病史采集。

2. 口腔颌面部损伤病例的分析。

三、实训方法

1. 通过角色扮演,练习口腔颌面部损伤患者的病史采集。

2. 教师课前准备多个口腔颌面部损伤病例,学生通过分组讨论,对病例进行分析,最后由教师进行综合评价。

四、实训结果

1. 学会对口腔颌面部损伤患者的病史采集。

2. 领悟口腔颌面部损伤病例的分析要点。

五、评定与实训报告

1. 通过讨论口腔颌面部损伤的病例,评定学生对口腔颌面部损伤诊治有关知识的掌握情况。

2. 实训完成后书写实训报告。

（周　静　张圣敏）

第五单元

口腔颌面部肿瘤的诊断与治疗

实训　口腔颌面部肿瘤的病例分析与病史采集

一、实训目的

1. 模拟对口腔颌面部肿瘤患者进行病史采集,让学生学会与患者的沟通技巧。
2. 运用所学口腔颌面部肿瘤的理论知识进行病史采集及病例分析。
3. 熟悉口腔颌面部常见良、恶性肿瘤的临床表现及诊断要点。
4. 锻炼学生的理论联系临床实践的能力。

二、实训内容

1. 对口腔颌面部肿瘤患者进行病史采集。
2. 口腔颌面部肿瘤病例分析。

三、实训方法

1. 通过角色扮演,练习对口腔颌面部肿瘤患者的病史采集。
2. 教师课前准备多个口腔颌面部肿瘤病例,学生通过分组讨论,对病例进行分析,最后由教师与进行综合评价。

四、实训结果

1. 学会对口腔颌面部肿瘤患者的病史采集。
2. 领悟口腔颌面部肿瘤病例的分析要点。

五、评定与实训报告

1. 通过讨论分析口腔颌面部肿瘤的病例,评定学生对口腔颌面部肿瘤诊治有关知识的掌握情况。
2. 实训完成后书写实训报告。

（周　静　辛世鹏）

唾液腺疾病的诊断与治疗

实训　唾液腺疾病的病例分析与病史采集

一、实训目的

1. 模拟对唾液腺疾病患者进行病史采集，让学生学会与患者的沟通技巧。
2. 运用所学唾液腺疾病的理论知识进行病史采集及病例分析。
3. 熟悉唾液腺疾病的临床表现及诊断要点。
4. 锻炼学生的理论联系临床实践的能力。

二、实训内容

1. 对唾液腺疾病患者进行病史采集。
2. 唾液腺疾病病例分析。

三、实训方法

1. 通过角色扮演，练习对唾液腺疾病患者的病史采集。
2. 教师课前准备多个唾液腺疾病病例，学生通过分组讨论，对病例进行分析，最后由教师进行综合评价。

四、实训结果

1. 学会对唾液腺疾病患者的病史采集。
2. 领悟唾液腺疾病病例的分析要点。

五、评定与实训报告

1. 通过讨论唾液腺疾病的病例，评定学生对唾液腺疾病诊治有关知识的掌握情况。
2. 实训完成后书写实训报告。

（周　静　王　新）

第七单元

颞下颌关节疾病的检查与诊断

实训　颞下颌关节疾病的病史采集与病历书写

一、实训目的

掌握专科病史采集、检查、病历书写的方法及各种常见疾病的影像学特点。

二、实训内容

1. 示教并指导学生分析颞下颌关节疾病病例；示教阅读颞下颌关节疾病诊断常见的影像学图片的正确方法及影像学特点。

2. 在教师指导下，学生互相检查专科情况。

3. 示教专科病历书写。

4. 书写一份专科病历。

三、实训材料

口腔检查器械、指套或手套、直尺、录像、常见关节疾病的影像学图片、专科病历表。

四、实训方法

(一) 颞下颌关节疾病问诊、专科检查方法及影像学图片示教，学生相互检查。

1. 询问病史。

2. 检查内容　关节、关节周围肌、骨、颈椎及影像学检查特点。

3. 关节检查　包括关节区张力或压痛点、运动度、关节杂音。

(1)关节区张力或压痛点：双侧关节同时进行，通过触诊外耳道前壁、关节盘后区、关节髁突外侧，评判闭口时的关节区张力或压痛点。外耳道前壁触诊可用小指，关节髁突外侧可用中指或示指。如关节盘移位患者，可有关节盘后区及关节髁突外侧压痛；骨关节病可有髁突、关节结节区压痛；化脓性关节炎各区均有压痛。

(2)关节运动度：垂直中切牙张口度、侧方运动度、关节髁突运动度及运动轨迹。

(3)杂音：杂音分弹响、磨擦音及破碎音。可由触诊关节外侧及听诊判断。

(4)肌、骨的检查：对称性，肌张力及压痛点。

(5)𬌗的检查：排除牙源性疾病所引起的疼痛，包括有无缺牙情况、错位牙、𬌗面磨耗情况等。

（6）颈椎及其他：颈椎的动度及杂音，周围肌肉压痛点及张力等。全身其他大小关节的情况，其他系统性病症及心理学方面的问题等。

（7）影像学检查：常见颞下颌关节疾病影像学种类及读片方法。

（二）病例示教

1. 颞下颌关节强直（真性关节强直）。

2. 学生互相模拟颞下颌关节脱位的手法复位方法。

（三）写一份专科病历。

五、实训结果

1. 学会对颞下颌关节疾病的检查与诊断方法。

2. 学会书写颞下颌关节疾病的病历。

六、评定与实训报告

1. 评定学生对颞下颌关节疾病检查及对诊断结果的判定。

2. 实训完成后书写实训报告。

（周　静　王宁宁）

口腔颌面部神经疾病的诊断与治疗

实训 口腔颌面部神经疾病的病例分析与病史采集

一、实训目的

学会正确的专科病史采集、检查及病历书写方法。

二、实训内容

1. 示教并指导学生分析三叉神经痛专科病例。
2. 示教并指导学生分析周围性面瘫的典型病例。
3. 示教并指导学生对三叉神经痛专科病历书写。
4. 在老师指导下学生互相检查专科情况。

三、实训材料

颌面部三叉神经及面神经分布的解剖挂图或标本、口腔检查器械、录像、手套及指套、棉签等。

四、实训方法

1. 用解剖挂图或标本复习三叉神经及面神经分布。
2. 典型原发性三叉神经痛病例示教：

(1)详细询问病史：①起病时间。②初发时的症状,包括发作时间的长短,每次发作间隔时间,疼痛的程度,扳机点的位置,在什么情况下可诱发疼痛发作等。③曾用什么方法治疗,包括药物治疗、封闭治疗、手术治疗等,经治疗后效果如何,有什么不良反应或并发症。

(2)专科检查：①疼痛的区域(三叉神经痛Ⅰ、Ⅱ、Ⅲ分支)。②扳机点位置:用揉诊、拂诊、触诊、压诊方法检查。③疼痛发作时的临床表现,包括各种动作,如咬牙、叩齿、摇头、咬舌、搓面颊等。④疼痛发作时是否伴有面肌抽搐(痛性痉挛)。⑤三叉神经功能检查:三叉神经痛缓解后检查面部感觉及咀嚼肌功能。

(3)诊断与鉴别诊断。

(4)治疗：①介绍药物治疗,尤其是卡马西平的药理性质、用法及其不良反应。②封闭治疗的方法及药物(包括硫酸镁、无水乙醇及无水甘油)。③手术治疗有神经撕脱、病灶清除术、组织埋线疗法和颅内手术。④射频温控热凝治疗。对每一类治疗方法进行疗效及其适应证评估,并对治疗过程中可能出现的并发症如何处理。

(5)示教封闭治疗:其治疗过程与局部麻醉类似。

3. 周围性面瘫的典型病例示教:

(1)详细询问病史:①发病前是否有风寒史、病毒感染史、外伤史或中风史。②发病后的治疗情况,包括药物及理疗等。③治疗后的效果如何。

(2)临床表现:①静态时的睑裂大小(与正常侧对比)、鼻唇沟丰满度和口角下垂程度。②动态时额纹存在与否、眼睑闭合程度、鼓腮或吹口哨是否漏气。③舌味觉及运动度检查。④泪腺分泌检查。

(3)诊断与鉴别诊断:对面神经损害的部位进行定位。着重指出周围性与中枢性面瘫临床表现不同点及其重要意义。

(4)简述面瘫的治疗方法:尤其是急性期、恢复期的治疗应以药物、理疗为主;简单介绍陈旧性面瘫的治疗方法及目前存在的问题。

4. 写一份三叉神经痛专科病历。

五、实训结果

1. 学会对口腔颌面部神经疾病的诊断与治疗方法。
2. 学会书写三叉神经痛的专科病历。

六、评定与实训报告

1. 评定学生对专科病史采集、检查及病历书写方法的掌握情况。
2. 实训完成后书写实训报告。

(周 静 张圣敏)

第九单元

唇裂与腭裂的修复

实训一　唇裂定点缝合操作

一、实训目的

1. 掌握对唇裂患者的术前定点。
2. 练习唇裂手术治疗：切开、缝合。
3. 加强口腔颌面外科基本操作技能的训练。

二、实训内容

1. 唇裂术前定点。
2. 唇裂手术治疗：切开、缝合。

三、实训方法

1. 唇裂手术的定点设计。
2. 模拟手术操作。

四、实训结果

学会唇裂手术的定点缝合操作。

五、注意事项

唇裂手术的定点设计与手术的美观要求。

六、评定与实训报告

1. 教师评定学生在模型上完成的唇裂定点缝合结果。
2. 实训完成后书写实训报告。

实训二　唇裂与腭裂的见习

一、实训目的

1. 通过医院见习，让学生与实际工作环境零距离接触，学会与患者的交流与沟通。

2. 掌握唇裂与腭裂的临床表现及诊断要点。

3. 学习唇裂与腭裂检查和病历书写。

4. 了解唇裂与腭裂手术修复方法。

二、实训内容

1. 观摩住院病房的实际工作环境。

2. 见习对唇裂与腭裂住院患者术前、术后的查房。

3. 唇裂与腭裂患者的检查。

三、实训方法

医院见习。

四、实训结果

通过见习唇裂与腭裂住院患者能书写口外住院病历。

五、评定与实训报告

1. 教师评定学生对唇裂与腭裂的诊断与治疗的掌握情况。

2. 实训完成后书写实训报告。

（周 静 王 新）

第十单元

口腔颌面部后天畸形与缺损的治疗

实训　全厚皮片和随意皮瓣的制备

一、实训目的

了解制备全厚皮片和随意皮瓣的方法及其应用。

二、实训内容

1. 全厚皮片制备及再植。
2. 移位皮瓣(又称对偶三角皮瓣或 Z 形皮瓣)的制备及缝合。
3. 滑行皮瓣(又称推进皮瓣)的制备及缝合。
4. 旋转皮瓣的制备及缝合。

三、实训材料

1. 动物标本:大白兔或大白鼠一只。
2. 麻醉用品　麻醉药物 2.5％戊巴比妥钠、注射器。
3. 备皮用具　备皮刀。
4. 消毒及铺巾用品　2％碘酒、75％乙醇、孔巾、条巾。
5. 手术器械　11 号尖刀、刀柄、血管钳、组织剪、持针器、线剪、三角针、缝线、凡士林纱布、碘仿纱条、亚甲蓝液。

四、实训方法

1. 动物术前准备　动物称重、麻醉(2.5％戊巴比妥钠按 50mg/kg 进行腹腔麻醉注射),备皮(清除所有胸腹部及背部的毛),2％碘酒、75％乙醇消毒,铺巾。
2. 全厚皮片的制备及再植　在动物腹部切取半径约为 2cm 的圆形全厚皮片,备用,对创面进行止血处理,再将全厚皮片重新缝合至原缺损区。应用凡士林纱布加碘仿纱条制成相应大小的包后,覆盖在全厚皮片的上面打包。注意观察全厚皮片的颜色改变。
3. 移位皮瓣的制备及缝合　在动物的胸部皮肤上制作一纵行切口,按 60°角在切口两侧做附加切口,制备成 Z 形皮瓣,解剖分离,形成两个相对的三角瓣,彼此交换位置后缝合。注意观察缝合后原切口方向的改变。
4. 滑行皮瓣的制备及缝合　①在动物的背部皮肤上制作 V 形切口潜行分离后,Y 形缝合。②在动物的背部另选一皮肤上制作 Y 形切口潜行分离后，V 形缝合。注意观察皮瓣滑行的方向。

5. 旋转皮瓣制备及缝合 在动物体表皮肤上制备一较大的圆形皮肤缺损区，设计已有足够长旋转半径的邻近皮瓣，切开、分离、旋转缝合，关闭创口。注意旋转角度不宜过大。

五、实训结果

学生基本掌握几种皮瓣的制备方法。

六、评定与实训报告

1. 对全厚皮片和随意皮瓣的适应证的掌握进行评定。
2. 实训完成后书写实训报告。

（刘俊红 周 静）

口腔颌面医学影像技术及诊断

实训　口腔颌面部正常 X 线影像及典型病变 X 线影像诊断

一、实训目的

1. 通过观摩 X 线片,学会牙体、牙周、根尖常见疾病的 X 线片诊断。
2. 通过观摩 X 线片,熟悉颌骨骨折的 X 线片诊断。
3. 通过观摩 X 线片,了解颌骨肿瘤、唾液腺常见疾病的 X 线片诊断。

二、实训内容

1. 牙体、牙周、根尖常见疾病的 X 线片诊断。
2. 颌骨骨折的 X 线片诊断:
(1)上颌骨骨折。
(2)下颌骨骨折。
3. 颌骨肿瘤的 X 线片诊断:
(1)颌骨囊肿。
(2)成釉细胞瘤。
(3)下颌骨癌。
4. 唾液腺常见疾病的 X 线片诊断:
(1)涎石病。
(2)唾液腺炎。
(3)唾液腺肿瘤。

三、实训方法

1. 参观医院的口腔放射科,了解口腔颌面部放射技术特点及设备。数字化牙片机、曲面体层 X 线机、头颅定位 X 线机。
2. 看典型病变的牙片:
(1)牙体病:龋病的 X 线表现。
(2)根尖周病:根尖周炎的 X 线表现。
(3)阻生牙、埋伏牙的 X 线表现。
(4)颌骨骨折的 X 线表现。

四、实训结果

对典型疾病的X线表现进行诊断。

五、评定与实训报告

1. 教师评定学生对口内片正常X线影像读片知识的掌握,并在教师的指导下进行观察,结合X线摄片提问,最后归纳小结。

2. 实训完成后书写实训报告。

（刘俊红 周 静）

参考文献

1. 万前程.口腔颌面外科学.第 2 版.北京:人民卫生出版社,2012.

2. 邱蔚六,张震康.口腔颌面外科学.第 5 版.北京:人民卫生出版社,2003.

3. 张志愿.口腔颌面外科学.第 7 版.北京:人民卫生出版社 2012.

4. 医师资格考试指导用书专家编写组.医师资格考试大纲-口腔执业助理医师.北京:人民卫生出版社,2015.

5. 医师资格考试指导用书专家编写组.2015 国家医师资格考试-模拟试题解析:口腔执业助理医师.北京:人民卫生出版社,2015.

6. 医师资格考试指导用书专家编写组.2015 国家医师资格考试实践技能考试理论必备与操作指南.北京:人民卫生出版社,2015.

7. 医师资格考试指导用书专家编写组.2015 国家医师资格考试-模拟试题解析:口腔执业助理医师.北京:人民卫生出版社,2015.

8. 赵怡芳,石冰.口腔颌面外科学学习指导和习题集.北京:人民卫生出版社,2012.

9. 医师资格考试指导用书专家编写组.2015 口腔执业助理医师资格考试试题金典.北京:人民卫生出版社,2015.

10. 赵怡芳,石冰.口腔颌面外科学学习指南.山东:山东大学出版社,2012.